Dieta Baja En Carbohidratos Para Principiantes

La Mejor Guía de la Dieta Baja en Carbohidratos para Principiantes - Qué Comer y Qué Evitar, Plan de Comidas y Lista de Alimentos, Beneficios y Riesgos para la Salud + 50 Recetas Comprobadas para Quemar Grasa y Perder Peso con Dietas Bajas en Carbohidratos

Por *Isabella Evelyn*

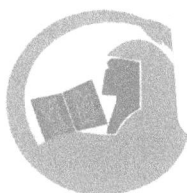

Para obtener más libros de gran visita:

EffingoPublishing.com

Descargar otro libro gratis

Queremos agradecerle por comprar este libro y ofrecerle otro (tan largo y valioso como este), "Errores de Estado Físico y de Salud que no Sabes que Estás Cometiendo ", completamente gratis.

Para inscribirse y recibirlo, visite el siguiente enlace:

www.effingopublishing.com/gift

En este libro, analizaremos los errores más comunes de salud y acondicionamiento físico, que usted está probablemente cometiendo en este momento, y le revelaremos cómo puede ponerse fácilmente en la mejor forma de su vida.

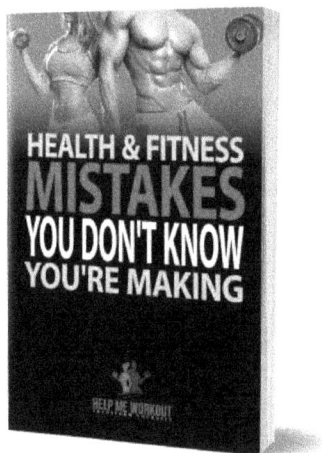

Además de este valioso regalo, también tendrá la oportunidad de recibir nuestros nuevos libros gratis, participar en sorteos y recibir otros valiosos correos electrónicos de nuestra parte. De nuevo, visite el enlace para registrarse:

www.effingopublishing.com/gift

ÍNDICE

INTRODUCCIÓN

Muchas personas fracasan en sus intentos de perder peso, lo que puede resultar en depresión y perdida de motivación. Se encuentran en un ciclo constante de pérdida de peso queriendo bajarse de esa montaña rusa. Quieren tener éxito, pero no saben cómo hacerlo. Si así es como usted se siente, no está solo. Hay muchas razones por las que uno puede decidir probar una dieta baja en carbohidratos. Una de las razones más importantes, es el hecho de que son muy eficaces. En general, uno puede perder más peso con las dietas bajas en carbohidratos que con las dietas regulares, a un ritmo significativo de aproximadamente dos o tres veces por semana en comparación con alguien que está haciendo una dieta regular baja en grasa. También se sabe que son más seguras, aunque abordaremos los riesgos para la salud más adelante. Desafortunadamente, nada en la vida está exento de algún tipo de riesgo. Un cambio significativo que usted empezará a notar es su nivel de azúcar en la sangre que comenzará a estabilizarse. Empezarás a tener más energía y te volverás más alerta cognitivamente. Las dietas bajas en carbohidratos también ayudan considerablemente con los antojos de comida, ya que estará comiendo alimentos ricos en grasas y proteínas.

Además, antes de que empiece, os recomendamos Unirse a nuestro boletín de noticias por correo electrónico para recibir información actualizada sobre los próximos lanzamientos de libros y promociones. Usted puede inscribirse gratis, y como un bono, recibirá un regalo: nuestro libro **«Errores de salud y condición física que no sabes que estás cometiendo».** Este libro ha sido escrito para desmitificar, exponer lo que se debe y lo que no se debe hacer y finalmente equiparle con la información necesaria para estar en la mejor forma de su vida. Debido a la cantidad abrumadora de información falsa y mentiras contadas por las revistas y los autoproclamados "gurús", es cada vez más difícil obtener información fiable para ponerse en forma. A diferencia de tener que pasar por docenas de fuentes tendenciosas y poco confiables para obtener información sobre su salud y estado físico, hemos creado este libro de lectura fácil con todo lo que necesita saber para obtener resultados inmediatos y así alcanzar sus objetivos de acondicionamiento físico deseados en el menor tiempo posible.

Una vez más, para suscribirse a nuestro boletín electrónico gratuito y para recibir una copia gratuita de este valioso libro, por favor visite el enlace e inscríbase ahora: www.effingopublishing.com/gift

Capítulo 1: ¿Por qué decidimos hacer dieta en primer lugar?

La mayoría de nosotros hemos probado una dieta estricta al menos una vez en la vida. Por lo general no son divertidas y no te permiten disfrutar. Nosotros humanos, por alguna razón u otra, tenemos que cambiar nuestros patrones de alimentación. Hay muchas razones por las que uno puede decidir probar una dieta más compleja en lugar de una más simple como reducir las calorías y las grasas. Hoy día, hay muchas maneras de perder peso por el hecho de que la ciencia detrás de la química del cuerpo está en continuamente evolucionando y así estamos aprendemos cosas nuevas sobre nuestra composición química cada día.

A veces uno experimenta con varias técnicas de dieta basadas en los consejos de un médico por razones de salud. Otras veces lo hacen por cuestiones de apariencia para parecer más sexy y disfrutar de los beneficios cosméticos. Uno podría también estar pasando por una ruptura o un divorcio difícil y sentir la necesidad de cambiar su apariencia para recuperar la confianza en sí mismo. Para la mayoría de las personas, es una combinación de varias razones.

Por qué no siempre tenemos éxito en una dieta

Las dietas pueden ser confusas. ¿Qué comer y cuándo? También pueden ser una adición significativa para las personas que tienen presupuestos muy ajustados. Los hechos son simples. Es más barato comer alimentos poco saludables que cocinar comidas sanas en casa que requieren muchos ingredientes. En cuanto llegue a casa tras haber ido al supermercado, guarde los alimentos en un lugar seguro como un refrigerador o un congelador. Cuando quiera cocinar, saqué entonces los alimentos que necesite y sigua la receta con mucho cuidado. Esta etapa puede resultar difícil para algunas personas.

Factores de conveniencia

También, como humanos disfrutamos de la comodidad.
Cuando, se acerca la hora de la cena y que está cansado
después de un día largo de trabajo, la conveniencia de
recoger comida rápida en camino a la casa no se
puede negar.

Después de un día agotador en la oficina, cocinar suena
como una pesadilla absoluta. Efectivamente, es difícil
cocinar cuando se está cansado a veces. También puede ser
complicado seguir la estricta adherencia necesaria a una
dieta específica con el fin de perder de peso.

Agotamiento y otros factores de índice de fallos

Reducir muchas calorías también le hace sentir más
cansado. Normalmente, con una dieta viene el ejercicio.
Para levantar pesas, hacer ejercicios cardiovasculares y
largas caminatas, se necesita mucha energía para tener
éxito. Los alimentos son energía, y cuantos menos

alimentos comemos, menos energía tenemos para hacer las cosas que necesitamos hacer en nuestras vidas. Cuando estamos en una dieta que reduce nuestros niveles de energía, ¿cómo podemos tener éxito? Otro problema es que pueden dejarle con hambre e insatisfecho. Cuando usted no está obteniendo suficientes grasas y proteínas, puede sentirse cansado. ¿Alguna vez se ha dado cuenta de lo enérgico que se siente después de una comida con carne y vegetales? Usted se siente así porque está comiendo alimentos que no están procesados y no están llenos de conservantes y azúcar. Esta dieta le pide que comience a comer más alimentos orgánicos, que pueden ser bastante caros. Los alimentos orgánicos son siempre más saludables, pero no son necesario si usted no puede permitírselo. Por lo tanto, no deje que esto sea una barrera, sin embargo, entienda que es posible gastar lo suficiente para satisfacer su dieta sin arruinarse. Para conseguirlo, sólo se requiere un poco más de presupuesto financiero y es uso de las cadenas locales de descuento de alimentos y recortes de cupones. También puede obtener aplicaciones como *Ibotta* que le pagan por sus recibos.

Capítulo 2: Entender los diferentes términos de la dieta baja en carbohidratos

La dieta de estilo ketogénico es la dieta que más se acerca a nuestro estilo natural de comer. Esta es otra manera de decir que una dieta baja en carbohidratos es llamarla dieta cetogénica. Usaremos estos términos indistintamente para que usted entienda que también puede encontrar recetas adicionales usando ambos términos. Muchas personas fracasan en sus intentos de perder peso lo que puede resultar en depresión y la perdida de motivación para intentarlo de nuevo. Muchas personas están en un ciclo constante de pérdida de peso y quieren bajarse de esa montaña rusa. Quieren tener éxito, pero no pueden precisar exactamente cómo. Si así es como te sientes, definitivamente no estás solo.

Explicar una dieta baja en carbohidratos y si es una buena opción para usted.

Este libro será la mejor guía posible para ofrecerle información estructurada, de la manera más simple, para ayudarle a implementar, en su rutina diaria, una dieta baja en carbohidratos o cetogénica con éxito. Básicamente, usted tiene que mantenerse alejado de la pasta, los alimentos azucarados y el pan regular, incluyendo el pan blanco y el pan de trigo. La idea es comer alimentos más puros y más naturales. Esto puede cambiar significativamente su vida y sus niveles de energía. Todas las personas que hacen dieta tienen diferentes objetivos y posibles subobjetivos. Hay varios factores que motivan a diferentes personas.

- Algunos individuos quieren perder peso porque su índice de masa corporal es demasiado alto y quieren bajar su IMC.

- Usted puede estar envejeciendo, y su metabolismo está cambiando y disminuyendo, y usted quiere acelerarlo de nuevo.
- Vas a ir a un gran evento y quieres ponerte un traje que no te queda bien.
- Su pareja le ha pedido que pierda peso.
- Tiene diabetes y necesita cambiar su alimentación.
- Usted tiene una afección vesical y ciertos alimentos pueden irritar el revestimiento de la vejiga.
- Está teniendo problemas para desplazarse lo suficientemente rápido porque el peso adicional dificulta la respiración.
- Estar por encima del peso recomendado para su estatura y estilo corporal puede causar problemas de espalda y otros problemas de salud.

Puede ser difícil elegir la dieta adecuada para usted. Es una decisión muy frustrante con todas las opciones que tienes hoy en día. Para decidir cuál es el mejor plan de comidas para usted, se necesita pensar mucho, considerar su estilo de vida y las limitaciones de presupuesto.

Considerar sus problemas de salud

Usted tiene que considerar otros problemas de salud que pueda tener y elegir la dieta que mejor se adapte a sus necesidades personalizadas. Lo que puede funcionar para alguien que usted conoce, puede no funcionar para usted. Esto se debe a que todos tenemos estilos corporales y sistemas metabólicos únicos. Algunos de nosotros quemamos grasa rápidamente, mientras que otros tienen un metabolismo extremadamente lento que dificulta la pérdida de peso. Tener una posible afección de la tiroides también cambiará el tipo de dieta que puede seguir y la rapidez de su pérdida de peso. Es imperativo hablar con un profesional de la salud calificado en menús personalizados, para asegurarse de que este eligiendo la dieta más segura y efectiva para usted.

Todos nos sentimos inseguros de qué dieta elegir

Si usted se siente inseguro de qué tipo de dieta seguir, tampoco está solo. Muchas personas fracasan al hacer dieta convencional porque se sienten insatisfechos y parcialmente hambrientos. Si usted tiene antojos constantes de comida y siempre tiene hambre, ¿cómo podrá alcanzar sus metas de pérdida de peso? La mayoría de las dietas requieren una cantidad extrema de disciplina y horarios de entrenamiento estrictos. Sin embargo, un aspecto útil de una dieta baja en carbohidratos, es que le da suficiente proteína y grasa para mantener su motivación y continuar con la dieta. Tras años de investigación, esta dieta ha demostrado una tasa alta de éxito para muchos, y es por eso que sigue siendo extremadamente popular, mientras que otras dietas tienden a ir y venir. Una dieta baja en carbohidratos o cetogénica suele ser una excelente opción para la mayoría de las personas. Sin embargo, consulte a un experto y a un médico antes de comenzar cualquier dieta para asegurarse que esta dieta sea la buena para sus necesidades de salud personalizadas y así no perjudicará su salud.

Explicación detallada de la dieta

Usted puede confundirse con si debe ir completamente libre de grasa o bajo en grasa, probar Slim Fast, o ayunar completamente. Hay tantas dietas que funcionan para algunos y fracasan para otros. El objetivo de este libro es explicarle cómo tener éxito en una dieta baja en carbohidratos o cetogénica y otros factores que influirán en su decisión si esta es la dieta correcta para usted.

CAPÍTULO 3: ¿POR QUÉ SEGUIR UNA DIETA BAJA EN CARBOHIDRATOS, ¿QUÉ ESPERAR Y CÓMO FUNCIONA EXACTAMENTE?

Hay muchas razones por las que uno puede decidir probar una dieta baja en carbohidratos. Una de las razones más importantes, es el hecho de que son muy eficaces. En general, uno puede perder más peso con las dietas bajas en carbohidratos que con las dietas regulares, a un ritmo significativo de aproximadamente dos o tres veces por semana en comparación con alguien que está haciendo una dieta regular baja en grasa. También se sabe que son más seguras, aunque abordaremos los riesgos para la salud más adelante. Desafortunadamente, nada en la vida está exento de algún tipo de riesgo. Un cambio significativo que usted empezará a notar es su nivel de azúcar en la sangre que comenzará a estabilizarse. Empezarás a tener más energía y te volverás más alerta cognitivamente. Las dietas bajas en carbohidratos también ayudan considerablemente con los antojos de comida, ya que estará comiendo alimentos ricos en grasas y proteínas. Este tipo de comida es excelente porque tienden a satisfacernos durante mucho más tiempo. Así, usted deja de enfocarse en alimentos bajos en calorías y grasas y se concentra en alimentos bajos en carbohidratos, altos en grasas y en proteínas. Estas dietas crean una química en su cuerpo que lo hace sentir más lleno. Cuando no tiene hambre, usted termina comiendo mucho menos y se siente más enérgico naturalmente. Esos antojos de comida azucarada comienzan a disminuir porque está estabilizando sus antojos naturalmente al cambiar su dieta. Esto ayuda a permanecer más tiempo en una dieta porque los dolores del hambre ocurren menos que cuando se hace dietas tradicionales.

¿Cuántos carbohidratos puede comer?

Una dieta baja en carbohidratos no tiene un número fijo de carbohidratos. Para ser considerada una dieta baja en carbohidratos, tiene que enfocarse en comer proteínas y grasas que están en el extremo inferior del espectro desde veinte hasta doscientos carbohidratos por día. Algunas dietas bajas en carbohidratos son más indulgentes y permiten más carbohidratos, mientras que las dietas cetogénicas más estrictas ofrecen menos. Usted todavía puede comer muchos alimentos que disfruta. Usted está eliminando una gran cantidad de alimentos demasiado procesados, almidones y productos como el pan. Hay muchas cosas que todavía puedes disfrutar. Le mostraremos en la sección de recetas cómo hacer que su dieta sea más fácil de seguir y menos compleja de entender. Usted comenzará a comer más alimentos naturales orientados para perder peso a largo plazo, en lugar de alimentos procesados y mejorados químicamente. Esta dieta está más cerca de lo que nuestros antepasados comían con una dieta deficiente en carbohidratos o una dieta cetogénica. También, podrá seguir comiendo en todos sus restaurantes favoritos lo que puede ser muy interesante. Solo tiene que pedirle al servidor que no le traiga pan y podrá disfrutar de toda la carne que quiera. Asimismo, se sentirá mucho más enérgico y satisfecho.

Explicar la diferencia distinta entre los carbohidratos buenos y malos

Después de haber leído la información anterior, usted podría pensar que todos los carbohidratos son malos, pero no es el caso. Existen dos tipos de carbohidratos: algunos son buenos y otros son malos. En las verduras y las frutas, hay carbohidratos, conocidos como buenos carbohidratos. Se debe a que están presentes en los alimentos cultivados de forma natural. La fibra es algo que necesitamos para mantener nuestro sistema digestivo en el camino correcto. Un buen carbohidrato también contiene una alta cantidad de fibra. Usted necesita hacer un seguimiento para asegurarse de que está por debajo de la cantidad recomendada de gramos al día de carbohidratos de 200 en el extremo superior del espectro y de 20 en el extremo inferior.

Alimentos generalizados de buena dieta ketogénica

Nuestras recetas le explicarán los alimentos que puede consumir mientras ingiere una dieta baja en carbohidratos.

- Las verduras y las frutas son naturalmente altas en fibra, pero usted quiere moderar cualquier fruta y verdura que contenga altos niveles de carbohidratos. Sin embargo, preste atención a la cantidad de carbohidratos que contiene cada fruta y verdura que usted come. Esto también evita que sus niveles de azúcar en la sangre aumenten dramáticamente.
- Al elegir carnes, trate de escogerlas orgánicas alimentadas con pasto.

- El pescado capturado en el medio silvestre también es una buena opción. Si no puede comprarlo, lea la etiqueta y vea cuánto ha sido altamente procesado. Siempre tenga cuidado de mezclar suficiente pescado en su dieta para estar saludable, pero no demasiado, ya que el pescado contiene una pequeña cantidad de mercurio.

- El yogur griego también puede ser considerado una buena opción.

- Puedes comer nueces y legumbres.

- Usted puede incluso comer chocolate negro con moderación, siempre y cuando tenga un mínimo de setenta por ciento de cacao.

- Las frutas siempre en moderación, como se lo explicamos anteriormente porque algunas tienen un alto contenido de carbohidratos. Sin embargo, no las eliminan por completo, sólo tengan autocontrol.

- Usted puede usar mantequilla y aceite de oliva para cocinar y dar sabor, así como aceite de coco.

- El café puede consumirse siempre y cuando no se le añada azúcar y los mismo con el té.

- Los huevos son una parte esencial de la dieta y contienen altos niveles de proteínas.
- La mantequilla de maní también es excelente.
- Hay una amplia selección de quesos que usted puede comer.

Siga los consejos de un profesional

Cuando hablamos de carbohidratos considerados malos, hablamos de los alimentos que les han quitado la mayoría de los nutrientes y las fibras naturales durante el proceso. Compre frutas con menos azúcar en lugar de las que tienen más azúcar. Usted puede consumir legumbres, como se lo hemos mencionado anteriormente, pero con moderación. Usted quiere mantener entre 20 y 200 gramos de carbohidratos en un rango diario que ha sido recomendado por un nutricionista profesional o un médico. Algunos de nosotros manejamos un plan de carbohidratos muy bajo, mientras que otros no pueden ir demasiado bajo. Lo que una persona puede manejar para reducir los carbohidratos, otra no puede hacerlo. No hay un número técnica para lo que se considera un plan bajo en carbohidratos. En su forma más simple, usted está bajando los carbohidratos de lo que normalmente ha estado comiendo a una cantidad que usted puede manejar. Algunos pueden manejar el extremo inferior del espectro y pueden hacer de 20 a 60 gramos de carbohidratos al día sin ningún problema. Otros necesitan entre 100 y 200 gramos. Esto todavía se considera una dieta ketogénica moderadamente baja en carbohidratos.

Alimentos que definitivamente quieres evitar comer

Evite cualquier cosa con azúcares añadidos como los cereales, así como los granos blancos o blanqueados y el pan. Los niveles de glucosa aumentan cuando se refinan los azúcares y los granos. Manténgase alejado del jarabe de maíz con alto contenido de fructosa y de los alimentos esenciales solo bajos en grasa que no consideran los niveles de carbohidratos. Usted querrá eliminar de su casa cualquier alimento en caja que pueda contener conservantes como pizzas congeladas, helados y batidos. Esto puede ser difícil; en primer lugar, usted va a tener que tomar algunas decisiones problemáticas sobre las comidas. Hay que evitar más alimentos.

- Soda y refrescos altamente procesados
- Dulces con un alto contenido de azúcar
- Aceites vegetales
- Grasas trans
- Manténgase alejado de la pasta y el pan tanto como sea posible, incluso si contienen los buenos carbohidratos porque, en una porción de pasta, usted está ingiriendo aproximadamente 25 gramos de carbohidratos.
- Los edulcorantes artificiales también están prohibidos, tales como bocadillos empacados, dulces que son altamente procesados y papas fritas.
- Cereales que se comen para el desayuno, ya que tienen más de cincuenta carbohidratos por porción.

- La avena tiene aproximadamente 66 gramos de carbohidratos, lo que significa que usted está excediendo su límite diario con una porción si está en el extremo inferior de la dieta de 20-60 carbohidratos al día.

- Los plátanos son una fruta a limitar porque es un alimento natural, pero hay mejores carbohidratos para ingerir ya que este alimento alto en azúcar contiene 23 gramos de carbohidratos.

- Los frijoles pueden tener un alto valor nutricional, pero no son precisamente ideales para una dieta baja en carbohidratos.

- Las papas y las batatas son alimentos muy ricos en carbohidratos.

- Los arándanos están llenos de azúcar.

- Las frutas tropicales tienen más azúcar que otros tipos de frutas. Las piñas y los mangos también contienen altos niveles de carbohidratos.

- Como se mencionó anteriormente, el pan blanco no es adecuado para esta dieta, pero tampoco lo es el pan integral. Un pedazo aquí y allá está bien, pero proceda con extrema precaución y lleve un registro de su ingesta diaria de carbohidratos si se equivoca y come algo de pan.

Posibles beneficios médicos

Algunas personas son puestas en una dieta baja en carbohidratos por su médico para beneficiar su salud. Un gran beneficio es este tipo de dieta desencadena niveles más altos de colesterol HDL, que se conoce como el tipo más saludable de colesterol. También existe un tipo incorrecto de colesterol conocido como LDL. Reducir la ingesta del tipo equivocado reducirá considerablemente su riesgo de enfermedad cardíaca. La dieta baja en carbohidratos funciona mucho mejor que una dieta baja en grasas para poner sus niveles de colesterol en ambas categorías en el rango de nivel adecuado. Aquí hay algunos beneficios más de seguir una dieta baja en carbohidratos.

- Hay algo conocido como triglicéridos que flotan en el cuerpo. Estos son los tipos de moléculas de grasa que se mueven en el torrente sanguíneo.

- Tener un alto nivel de ellos posiblemente perpetuará una mayor probabilidad de problemas cardíacos a medida que envejece.

- Cuando usted toma la decisión consciente de eliminarlos de su dieta deliberadamente, éstos se reducen significativamente. Las dietas bajas en grasa hacen que los triglicéridos se eleven.

- Como regla general, la razón principal para cambiar su dieta es perder grasa y ganar músculo. Por extraño que parezca, las dietas bajas en grasa tienen la reacción opuesta.

- Un porcentaje significativo de grasa corporal que se pierde con una dieta baja en carbohidratos proviene tanto del área del estómago como del hígado.

- Hay dos tipos significativos de grasa. Una se conoce como grasa subcutánea, mientras que la otra se conoce como grasa visceral. La diferencia entre los dos es que la grasa visceral se encuentra en el área del estómago o la cavidad, mientras que la grasa subcutánea es la grasa que se encuentra debajo de la piel.

- Una de las mejores ventajas de esta dieta es la pérdida de peso en la cavidad abdominal.

- Si usted acumula demasiada grasa visceral que rodea las áreas, sus órganos cruciales pueden hacer que se inflamen en gran medida.

- Esto también incluye su hígado, el cual, cuando se inflama, puede causar daño significativo.

- Utilizar una dieta baja en carbohidratos también promueve un mayor funcionamiento metabólico.

- La pérdida de grasa en el vientre es la parte más difícil de un viaje de pérdida de peso para muchas personas. Esta dieta disminuye significativamente la pérdida de grasa en el vientre, dándole la confianza para seguir adelante en lugar de darse por vencido como la mayoría de las personas lo hacen con las dietas tradicionales.

- Ir a una dieta baja en carbohidratos cuidadosamente medida reducirá la cantidad de azúcar en su sangre, y los niveles naturales de insulina se reducirán.

- Las personas diabéticas tienden a desarrollar resistencia a la insulina después de un tiempo, y cambiar la dieta puede ayudar a mantener los medicamentos para la diabetes funcionando correctamente si usted está cuidando su consumo de alimentos.

- Es posible incluso reducir drásticamente las inyecciones de insulina y las dosis necesarias hasta en un cincuenta por ciento.

- Usted siempre quiere obtener consejo médico; sin embargo, de un dietista profesional o de un médico antes de hacer una dieta, ya sea que usted sea considerado saludable o tenga diabetes, ya que cambiar drásticamente una dieta siempre requiere aprobación médica.

- Debido a que su presión arterial está disminuida, usted puede evitar muchos problemas de salud en el futuro.

- El hecho de haber reducido la presión arterial puede erradicar varios problemas de salud, como problemas cardíacos, accidentes cerebrovasculares futuros y problemas renales, que pueden convertirse en insuficiencia renal. Si usted reduce los carbohidratos, está disminuyendo significativamente su presión arterial y su riesgo de padecer estas enfermedades.

- Se sabe que un problema de salud conocido como síndrome metabólico está asociado con otras dietas y alimentación no controlada, lo que aumenta el riesgo de diabetes y enfermedades cardíacas. El síndrome metabólico tiene síntomas similares de obesidad estomacal, aumento de la presión arterial y del azúcar en la sangre, triglicéridos altos y niveles "buenos" de HDL bajos.

- Hemos discutido sobre los beneficios que la reducción de carbohidratos tiene en su HDL o colesterol bueno. No hemos hablado mucho acerca de lo que una dieta baja en carbohidratos hace para su LDL o colesterol malo. Las personas con LDL alto tienen una probabilidad mucho mayor de tener un solo ataque cardíaco o múltiples ataques cardíacos.

- El tamaño de las partículas de LDL de una persona es una gran parte de sus factores de riesgo que contribuyen a tener ataques cardíacos.

- Cuanto más pequeñas sean las partículas, mayor será el riesgo de un ataque cardíaco mayor.

- Por otro lado, cuanto más grandes sean las partículas de LDL, menor será el riesgo de sufrir un ataque cardíaco inesperado.

- Un bajo consumo de carbohidratos hará que el tamaño de sus partículas de LDL sea mayor y reducirá sus riesgos de enfermedad cardíaca.

- Nuestros cerebros necesitan algo de glucosa para funcionar eficazmente, así que esté consciente de su consumo y asegúrese de que tiene suficiente.

- Algunas partes del cerebro sólo pueden funcionar cuando ésta es la dieta baja en carbohidratos presente, lo que ayuda a mantener los niveles adecuados de glucosa que necesitan ser estabilizados.

- Otra área del cerebro, que es bastante grande, también quema cetonas, que se crean durante la inanición o cuando se reduce la ingesta de carbohidratos por debajo del extremo inferior del espectro de 20 gramos de carbohidratos.

- La dieta cetogénica se ha utilizado durante años para prevenir las convulsiones epilépticas en aquellos individuos que no responden bien a los regímenes de medicamentos típicos.

- Las dietas bajas en carbohidratos y las dietas cetogénicas se están estudiando continuamente para comprobar los beneficios para la salud asociados con otros trastornos como los que tienen las enfermedades de Alzheimer y Parkinson.

- Hay ideas de debate sobre lo que estas dietas hacen al cuerpo para causar resultados tan dramáticos de pérdida de peso, pero la evidencia sigue mostrando que funcionan muy bien.

- Cuando usted restringe sus carbohidratos, disminuye los niveles de insulina. Esto es lo que regula cuánta energía tenemos para estar activos en nuestra vida diaria e influye en los niveles de azúcar en la sangre de nuestro cuerpo. La insulina es lo que les dice a nuestras células que producen grasa cuándo almacenarla y cuándo dejarla ir.

- En una dieta baja en carbohidratos, la insulina recibe una señal dentro del cuerpo para tomar el azúcar en la sangre del torrente sanguíneo y quemar esa grasa en lugar de la que queremos eliminar.

- La insulina impacta un proceso en el cuerpo llamado lipogénesis o la creación de grasa y también puede estimular la lipólisis, que es cómo quemamos la grasa. Ayuda en ambas áreas, causando así resultados más dramáticos de pérdida de peso que una dieta baja en calorías o baja en grasas solamente.

- Restringir los carbohidratos lo hace, de modo que la grasa no se queda atascada en las células grasas, y el cuerpo puede utilizarla para producir mayores cantidades de energía para pasar el día, lo que a su vez lleva a menos antojos de comida.

Bajar de peso en agua al principio de la dieta

Se han realizado numerosos estudios sobre la efectividad de un plan de comidas bajas en carbohidratos. Comer dietas bajas en carbohidratos, fue una moda masiva durante años y continúa ganando popularidad con alas personas que buscan cosechar los beneficios de dicha dieta. Perder peso en agua desde el principio es uno de los principales beneficios de la alimentación cetogénica. Esto también ayuda a mantenerle motivado porque ve resultados instantáneos en la escala. Algunos estudios indican que los planes de dieta baja en carbohidratos son los más efectivos durante la primera mitad del año de una dieta que los planes de dieta tradicionales. A los seres humanos les gusta ver resultados rápidos y alcanzables. Tendemos a ser criaturas impacientes. Si no vemos algunos resultados rápidamente, o como se esperaba, tendemos a rendirnos.

Mantener la motivación al día

Perder peso en agua nos da la motivación que necesitamos para seguir perdiendo la grasa que ellos desean perder. De hecho, durante el comienzo de un viaje bajo de la pérdida del peso del carburante, durante la primera semana o dos, la gente tiende a bajar de peso excesivamente rápido, lo que les da la motivación necesaria para continuar con la dieta baja en carbohidratos. Es un proceso de dos partes que hace que el peso del agua se pierda rápidamente. Cuando usted deja de comer tantos carbohidratos, los niveles de glucógeno dentro de su cuerpo disminuyen y esto se une al agua. Cuando la dieta comienza, el agua extra que ha estado reteniendo se va con ella. También incluye la insulina de nuevo. Cuando sus niveles de insulina bajan, sus riñones comienzan a deshacerse de la sal que se ha acumulado en el cuerpo, lo cual causa hinchazón. Nuestros cuerpos almacenan carbohidratos en forma de glucógeno, que se adhiere a nuestros músculos, y cuando empezamos a reducir los carbohidratos, los niveles de glucógeno también bajan naturalmente con el peso del agua. En una dieta regular, esto no sucede tan rápido, haciendo que la gente sienta que la dieta no está funcionando y pierdan la motivación para regresar a sus viejos patrones de alimentación. No importa si las calorías de una dieta regular se reducen en un grado considerable; la pérdida de peso en el agua no es casi la misma que en una dieta baja en carbohidratos.

Capítulo 4: debe conocer los riesgos de una dieta baja en carbohidratos

En gran longitud, discutimos a fondo todos los beneficios de una dieta baja en carbohidratos. Hay dos caras a cada moneda, y hay que ser consciente de que hay riesgos asociados con las dietas cetogénicas y bajas en carbohidratos. Si usted va a centrarse en los aspectos buenos de la ingesta baja de carbohidratos, tiene que hablar de los factores malos en un cambio tan drástico en la vida.

- El primer riesgo en nuestra lista es críticamente necesario para el funcionamiento adecuado del hígado. Nuestro hígado almacena carbohidratos en forma de un compuesto conocido como glucógeno, que almacena glucosa.
- La desventaja del bajo consumo de carbohidratos en personas altamente activas es que se pueden quemar

fácilmente 600 calorías en un día con esta dieta. 600 es la cantidad base de calorías necesarias para sobrevivir para el promedio humano diario sin sufrir demasiadas consecuencias. Cuando esté quemando calorías a ese alto nivel de ritmo frenético, muchos de ustedes querrán asegurarse de no eliminar los carbohidratos si son muy activos.

- Si usted no es cuidadoso con su consumo de carbohidratos en el extremo de bajo consumo, es posible que tenga que dejar de hacer ejercicios de alta intensidad.

- Esto significa entrenamiento de peso limitado, y usted se niega a sí mismo la capacidad de ganar músculo magro y aumentar su metabolismo.

- El colesterol alto es un riesgo significativo de dietas bajas en carbohidratos que pueden consistir en demasiadas proteínas grasas. Se recomienda que, con una dieta baja en carbohidratos, usted ingiera niveles más altos de proteína diariamente.

- Sin embargo, como todo lo que tiene que ver con las dietas, se trata de la cantidad que usted come. El plan de dieta baja en carbohidratos y cetogénicos está diseñado para combatir el hambre y hace que usted tenga menos de ella.

- Como con todo, el equilibrio es la clave. Es esencial comer proteínas en una cantidad equilibrada. No intente comer sólo pechuga de pollo todas las noches. Mézclelo con carne, pescado y otras proteínas.

- Si usted es una persona con problemas renales, tenga cuidado una vez más con su ingesta de proteínas mientras sigue esta dieta, demasiada de ella puede empeorar su salud.

- Las condiciones que pueden resultar de una dieta baja en carbohidratos son la osteoporosis y los cálculos renales. Ambos pueden ser el resultado de niveles de proteína más altos de lo normal.

- La cantidad de calcio en la orina también puede aumentar si no tiene cuidado. Este es uno de los factores más importantes y más críticos que pueden causar un posible cálculo renal.

- La importancia de monitorear su dieta es tan crítica que muchos de ustedes necesitan asegurarse de tener suficientes carbohidratos, no demasiados y no muy pocos.

- Si usted no tiene cuidado con tener suficientes verduras, puede disminuir su consumo de fibra debido a la falta de algunos alimentos de tipo vegetal, lo cual podría aumentar los posibles factores de riesgo de los tipos de cánceres digestivos y enfermedades cardiovasculares.

- Otro problema también podría ser el estreñimiento y los problemas intestinales. Hable honesta y francamente con su médico de cabecera si alguno de estos síntomas comienza a presentarse.

- Comience con una lista de preguntas que desea hacer y también pregunte sobre los tipos de alimentos que puede comer mientras mantiene su dieta.

- Muy poca fruta puede llevar a una falta de vitamina C y de potasio. Estos son conocidos como sus fitonutrientes y antioxidantes.

- Estas son dos sustancias que se cree que son muy beneficiosas para el cuerpo humano y se utilizan para evitar que los agentes dañinos dañen el cuerpo al deshacerse del sistema. También se ha comprobado que los antioxidantes ayudan a prevenir una variedad de cánceres.

CAPÍTULO 5: CONSEJOS ÚTILES PARA COCINAR Y PREPARAR LA COMIDA

Comer bajo en carbohidratos y alto en grasas incluye volver a comer alimentos sanos, reales y sin procesar que algunos llaman "vintage eating". Si le gusta cocinar, encontrará, a continuación, deliciosas comidas para preparar el desayuno, el almuerzo y la cena.

Consejos y trucos de dieta que puede probar

Consejos y trucos de dieta que puede probar
Dependiendo de la persona, algunos pueden saltarse el desayuno y seguir con el café y la leche si no se están muriendo de hambre. Generalmente, después de una semana de hacer una dieta baja en carbohidratos y alta en grasas, los dolores del hambre que estaban experimentando, comienzan a desaparecer. Por eso es mucho más fácil saltarse una comida aquí y allá. Además,

cuando se salta una comida, usted ahorra dinero y posiblemente hace que su dieta sea más efectiva por comer menos. Saltarse comidas aquí y allá se conoce como ayuno intermitente, y usted puede hacerlo con una dieta baja en carbohidratos. Es sólo Solo tiene que saltarse comidas aquí y allá, y cuando usted está en la dieta baja en carbohidratos, se siente más lleno todo el tiempo. El truco es cocinar más para obtener más porciones. Un gran truco para usar es hacer más porciones a la vez. Cuando se aproxima un día ajetreado, el día antes de prepararse dos comidas en lugar de una, así que no tiene que preocuparse por cocinar cuando no tiene tiempo en su horario.

Cómo congelar sus alimentos y otros trucos

Otro gran consejo que le podemos dar, es que siempre congele inmediatamente lo que no coma. Al preparar alimentos como cacerolas bajas en carbohidratos, carne de res Stroganoff, y alimentos que son fácilmente congelables, usted podrá calentarlos rápidamente y efectivamente. Muchas recetas bajas en carbohidratos pueden ser congeladas fácilmente y tienen el mismo sabor cuando se recalientan. Otro beneficio de una dieta baja en carbohidratos es que usted puede repetir todos los alimentos y las recetas bajas en carbohidratos tan a menudo como quiera. Si desea comer huevos todos los días, adelante. Si quiere comer un filete un par de veces a la semana, puedes hacerlo también. Hay tantas recetas bajas en carbohidratos que usted puede cocinar a menudo y aun perder peso. También puede comer platos preparados, como carne rebanada de la charcutería y su queso favorito para que no tenga que cocinar. Las verduras también son alimentos que siempre puede comer cuando quiera. Si realmente quiere preparar un alimento que dure mucho, usted puede hervir varios huevos y comerlos durante unos días. También puede cocinar una salsa de verduras de antemano y usarla para que sus verduras tengan un sabor más delicioso.

Beba mucha agua

Cuando usted está siguiendo una dieta baja en carbohidratos, es muy importante asegurarse de beber mucha agua potable para disminuir su ingesta de líquidos generalizada. En cuanto el agua con gas, se puede tomar, pero en cantidad ilimitada durante una dieta cetogénica.

Beber agua también te hace sentir más lleno: cuanta más agua bebas, menos hambre vas a sentir.

Capítulo 6: 50 recetas fáciles de seguir y varias comidas para hacer una dieta baja en carbohidratos completa, incluyendo refrigerios, comidas completas y postres.

1. Deliciosa pizza baja en carbohidratos para el desayuno

La pizza ya no es sólo para el almuerzo y la cena; también es una delicia para el desayuno. Disfruta de esta receta que puede modificar a su gusto.

Ingredientes de la corteza

- ½ taza de proteína en polvo con media taza de aislado de suero de leche que no tenga sabor
- Media cucharadita de polvo de hornear regular

- Media cucharadita de ajo de la variedad granulada
- media cucharadita de sal de mesa regular
- Media cucharadita de condimento que es una mezcla italiana
- 3 onzas de queso parmesano rallado fino
- 3 onzas de queso mozzarella picado
- Dos onzas de queso crema
- Cuatro cucharadas de aceite de oliva
- Uno o dos huevos

Cubiertas de Pizza

- 3 onzas de queso crema natural
- 4 cucharadas de salsa de tomate que no sea endulzada o no endulzada
- 2 huevos revueltos
- 8 onzas de carne de res o salchicha finamente molida como carne de hamburguesa.
- Tres cuartos de taza de tocino finamente picado

- 9 onzas de queso cheddar empacado y rallado, o puede rallar el suyo propio si está usando un bloque de queso.

Instrucciones

- Asegúrese de calentar el horno a 375°F.
- Tome los ingredientes para la porción de la corteza y colóquelos juntos en un tazón de mayor tamaño.
- Use papel de pergamino con una bandeja para hornear o una piedra para pizza con papel de pergamino.
- Usando una espátula o una cuchara de madera normal, mezcle los ingredientes y alise la masa de la pizza en 9 pulgadas redondas.
- Otra opción es hacer pizzas en miniatura cortando la masa en cuatro secciones para crear cuatro pizzas pequeñas.
- Hornear la corteza de 8 a 12 minutos aproximadamente hasta que tenga un bonito color marrón dorado.
- Saque la masa de pizza de su horno

- Agregue los ingredientes de la lista de ingredientes, siendo el queso lo primero que agregue y luego coloque los otros ingredientes encima para crear una distribución uniforme.

- Cuando termines con esto, vuelve a poner la pizza en el horno y cocina hasta que todos los ingredientes estén cocidos uniformemente.

2. Zuppa Toscana el camino bajo en carbohidratos

Ingredientes necesarios para esta deliciosa y saludable receta de almuerzo-

- 7 rebanadas de tocino cortadas en trozos de una pulgada
- Una libra de salchicha
- 3 dientes de ajo
- Una cebolla cortada en dados y picada muy finos
- Dos paquetes de 32 onzas de caldo de pollo
- Un cubo de caldo de pollo
- Media taza de agua, el agua del grifo está bien.
- Picar 5 tazas de flores de coliflor
- Tres tazas y cuarto de col rizada picada y despalillada
- La mitad de una taza de mitad y mitad o crema de leche.
- 5/8 taza de queso parmesano

Instrucciones

- Consiga una olla grande para cocinar la salchicha.

- Utilice el ajuste medio-alto.
- Cocine de cinco a siete minutos.
- Manténgalo en la olla hasta que esté marrón y pueda desmoronarse fácilmente.
- Vierta la grasa en un área de drenaje que sea segura.
- Poner la salchicha en un plato a un lado
- Use los mismos ajustes medianos a altos y cocine el tocino hasta que esté crujiente de 3 a 5 minutos.
- Ponga el tocino a un lado
- Escurrir hasta que queden 2 cucharaditas dentro de la olla.
- Añadir la cebolla y el ajo picados en la misma olla hasta que se ablanden en unos cinco o seis minutos.
- Luego, vuelve a poner el tocino y la salchicha en la olla.
- Añadir el agua, el cubo de caldo y el caldo de pollo, mantener las cebollas y el ajo en el bol.
- Agregue pimienta a su preferencia
- Ponga la col rizada en la sartén junto con la mitad y la otra mitad.
- Cocine a fuego lento durante 5 minutos.

- Añada queso parmesano al gusto que prefiera
- Servir la comida

3. Stroganoff de carne de res para cenar hecho fácil y bajo en carbohidratos

Esta versión baja en carbohidratos de la clásica Stroganoff de carne de res es tan deliciosa como la versión original, pero le deja sintiéndose mucho más lleno por más tiempo.

140 minutos de preparación y cocción, con sólo 30 minutos de preparación y una hora en el horno. Esto lo convierte en una comida perfectamente fácil y congelable.

Ingredientes

- Use media cucharadita de sal
- 2 libras de carne de res asada
- 3 cebollas verdes rebanadas
- 3 cucharaditas de pimienta negra
- 5 onzas de mantequilla o margarina
- Cuatro cucharadas de harina
- Caldo de res en lata condensado
- Mostaza preparada que contiene una onza

- Lata de champiñones en rodajas o un paquete de champiñones frescos del tamaño de una lata esencial.
- Escurrirlos si de una lata
- Un tercio de taza de vino blanco
- Un tercio de una taza de crema agria
- Recoja el congelamiento y la grasa del asado y corte la carne en rodajas.
- Remoje la grasa y la grasa tomada del asado y corte la carne en tiras de media pulgada por 2.5 pulgadas de largo.
- Use media cucharadita de sal y pimienta para espolvorear sobre las tiras.

Instrucciones

- Use una sartén grande a fuego medio
- Derrita la mantequilla y cocine las tiras de carne hasta que estén doradas. Se cocinan rápidamente, así que cuando terminen, póngalas a un lado.
- Ponga las cebollas en la sartén durante cuatro o cinco minutos, cocinando con las tiras de carne al mismo tiempo.

- Tome el caldo de res, empobrecido hasta que hierva.

- La harina debe ser mezclada con los jugos hechos por el resto de los ingredientes.

- Revuelva cada treinta segundos.

- Agregue la mostaza y baje la temperatura.

- Deje hervir a fuego lento durante aproximadamente una hora, dependiendo de varios factores de la calidad de la sartén y de lo caliente que esté la estufa.

- Antes de servir, aproximadamente cinco minutos antes, agregue el vino blanco y la crema agria.

4. Increíbles pancakes de bayas con nata.

Si a usted le encantan los panqueques, es posible seguir comiéndolos en esta dieta. Son tan sabrosas como la receta original.

Ingredientes

- Cuatro huevos
- Siete onzas de requesón natural
- Una cucharada de polvo de cáscara de psilio molido
- Dos onzas de aceite de coco o mantequilla regular o margarina
- Dos onzas de frambuesas congeladas pero descongeladas o frescas son las mejores
- También puede sustituir las frambuesas por arándanos o fresas.
- Una taza de crema batida pesada

Instrucciones

- Mezcle los huevos de requesón y la cáscara de psilio en un tazón, revolviendo hasta que estén bien mezclados.

- Deje solo de cuatro a cinco minutos para que se espese.

- Consiga una sartén antiadherente y caliéntela con aceite de coco, margarina o mantequilla. Una vez que esté listo, puede pasar al siguiente paso.

- Caliente los panqueques usando el ajuste medio durante aproximadamente tres a cinco minutos de un lado y luego voltéelos. Tenga en cuenta el tamaño, ya que un tamaño demasiado grande dificulta que se vuelquen.

- Ponga la crema en otro recipiente y remover.

- Elige el tipo de bayas que quieras y añade nata montada.

- Sírvelo en un plato

5. Delicia de filete con chile

Si eres un amante del chile, esta receta es para ti. Es detallado y sabroso con los principales grupos de salud de los alimentos incluidos. Puede sustituir cualquier verdura por otra que prefiera, lo que la hace increíblemente versátil.

Ingredientes

- 4 libras de cubos de carne de una pulgada hechos de bistec redondo de res
- Un cuarto de taza de aceite de canola
- 4 dientes de ajo, picados en trozos pequeños
- Dos tazas y media de cebollas picadas también picadas muy pequeñas
- 2 tazas y media de agua separan las 2 tazas de la media taza.
- 2 y un cuarto de taza de pequeños trozos de apio picado
- Tres latas de 14.5 onzas de tomates sin escurrir

- Dos latas de quince onzas cada una de salsa de tomate sin sal
- Una libra de salsa de su variedad favorita
- Tres cucharadas de chile en polvo
- Dos cucharaditas y media de comino molido y secado si se usa en el jardín
- Dos cucharaditas de orégano que se seca
- Una cucharadita y media de pimienta negra, pero esto puede ser alterado a su gusto.
- Un cuarto de taza de harina regular de la tienda de comestibles, usted también puede usar orgánico si así lo desea.
- Un cuarto de taza de harina de maíz que sea amarilla
- Las opciones adicionales para agregar incluyen crema agria baja en grasa, queso rallado bajo en grasa a su gusto, aceitunas y pimientos picados.

Instrucciones

- En un horno convencional a temperatura media-alta, cocine el ajo y el bistec hasta que estén bien cocidos.

Siempre manténgalo revolviendo para que se cocine de manera uniforme y apropiada.

- Añada la cantidad necesaria de cebollas. Esto también puede ser alterado si usted prefiere menos o más sabor a cebolla.

- Vigile su comida durante un tiempo aproximado de cinco a siete minutos; asegúrese de seguir cocinando y removiendo.

- Añada y mezcle las dos tazas de agua junto con los nueve ingredientes adicionales, excepto la harina y la harina de maíz, hasta que llegue al punto de ebullición.

- Baje el fuego a fuego lento y cubrir durante dos horas aproximadamente hasta que esté tierno y suave al tacto y bien cocido.

- Mezcle la harina, la harina de maíz y la otra mitad de una taza de agua que se le indicó que reservara en la sección de ingredientes.

- El siguiente paso es comenzar a mezclarlo en una textura extremadamente espesa y cremosa.

- Una vez que el chile esté hirviendo, se pone en la mezcla de harina y harina de maíz y se dispersan uniformemente los ingredientes.
- Sigue cocinando y removiendo durante aproximadamente dos o tres minutos hasta que esté bien espeso.
- A continuación, puede agregar los ingredientes adicionales mencionados al final de la lista de ingredientes, pero elija los que prefiera.
- Esta es su comida, modifíquela ligeramente como desee.

Una vez hecho, coloque en tazones y sirva. Usted debería tener aproximadamente veinte porciones. Se pueden poner en la nevera y recalentarlos a su gusto durante unos días más.

6.Keto Steak Rolls

Disfrute de esta receta fácil de preparar que es simple para crear una comida fácil.

Ingredientes

- Una libra y media de filete redondo superior cortado en rodajas muy finas
- Media taza de marinada para los filetes. Escoja su sabor favorito o use una cucharadita de ajo picado y dos cucharadas de aceite de oliva.
- un pimiento de mayor tamaño que se corta en rebanadas en forma de tiras de su tipo favorito de pimientos rojos o verdes.
- una taza de judías verdes.
- Una cebolla finamente picada

Direcciones

- Coloque el bistec en una bolsita y déjelo en remojo en la marinada de su elección durante al menos cinco minutos. Sin embargo, cuanto más tiempo espere, mejor sabrá.

- Ponga la temperatura de su horno a trescientos cincuenta grados.

- Consigue una sartén más grande. Ponga aceite de cocina en aerosol o aceite de oliva en el fondo, lo suficiente para cubrir completamente la sartén.

- Tome el filete que se corta en rodajas finas y hágalo en tiras aún más pequeñas que sean preferibles al tamaño que usted desea.

- Tome el bistec y envuélvalo alrededor de su elección de pimientos, cebollas y habichuelas verdes.

- Cocine el bistec en la sartén por un minuto de cada lado a la vez. Siga girando hasta que la carne esté bien cocida.

- Consiga una bandeja para hornear y coloque los trozos envueltos de carne y vegetales en la bandeja y colóquelos en el horno que había fijado a trescientos cincuenta grados.

- Cocine los rollos de carne durante unos diez o quince minutos hasta que se doren.

- Sirva en platos pequeños.

7. Los cereales de desayuno bajos en carbohidratos

Esta es una receta simple que cualquiera puede hacer. Es bajo en carbohidratos y excelente para los meses fríos que vienen. Es versátil, como la avena, pero es una versión baja en carbohidratos. Usted puede ser más atrevido con los ingredientes como la adición de canela o mantequilla de maní.

Ingredientes

- Tres cuartos de taza de avellanas rotas

- Tres cuartos de taza de almendras molidas

- Media taza de linaza

- Media taza de salvado de avena

- Media taza de salvado de trigo

- Media taza de avena regular (Esto es totalmente opcional y se puede omitir si está en una dieta muy baja en carbohidratos)

Instrucciones

- Coloque todos los artículos en un tazón. Cubra y mezcle bien y agite hasta que se distribuya uniformemente.

- Cúbrelo y mételo en la nevera o se estropeará y durará aproximadamente 90 días.

8.Gachas de avena con bayas

- Cuatro cucharadas de mezcla de avena seca

- 240 ml de leche natural de almendras

- 3/5 cucharadita de canela

- Agregue frutas como manzanas, duraznos o bayas.

Direcciones

- Usando un recipiente, comience a mezclar la mezcla en seco, la leche de almendras, la fruta de su elección y la canela.

- Ponga el microondas al cien por cien.

- Ajuste el temporizador para uno o dos minutos y compruébelo cada 30 segundos.

- Deje reposar la avena y espese naturalmente durante 5 minutos.

- Ponga en un bol y sírvelo a los invitados.

9. Champiñones asados con nueces, sémola y coliflor:

Ingredientes

- Cinco onzas de champiñones Portobello cortados a su tamaño preferido
- Dos dientes de ajo frescos picados
- Romero, una cucharada sopera
- Una cucharada de pimentón ahumado
- Una cucharada de aceite vegetal
- Media taza de nueces picadas
- Cabeza mediana de coliflor
- Una taza de leche baja en grasa
- Media taza de agua
- Una taza de queso cheddar extra picante rallado
- Una cucharada y media de mantequilla
- Agregue sal para darle un sabor extra si así lo prefiere.

Instrucciones

- Cubra una bandeja para hornear con papel de aluminio y caliente el horno a 400 grados Fahrenheit.

- Vierta lentamente el aceite vegetal sobre los hongos, el ajo, las nueces, el pimentón ahumado y el romero, combinados en un plato pequeño.

- Asegúrese de mezclar todo esto y de esparcir correctamente el aceite durante toda la comida.

-Tome su bandeja para hornear y asegúrese de tomar su mezcla y colocarla uniformemente, luego espere por 14-15 minutos.

- Mezcle o corte en dados su coliflor a un tamaño muy fino.

- Caliente una olla mediana con media olla de agua encima. Su coliflor fina se cubre durante cinco minutos hasta que esté tierna y crujiente.

- Mezcle la leche baja en grasa con la sémola de coliflor y revuelva.

- Deje cocer a fuego lento durante 3 medios minutos.

- Agregue la mantequilla y el queso cheddar extra picante y manténgalo a fuego lento.

- Agregue la cantidad de sal que prefiera con otro cuarto de taza de agua.

- Lleve la bandeja para hornear con los champiñones hasta que se doren profundamente, y la textura suave esté presente.

- Su comida se completa poniendo los hongos en su mezcla de coliflor y sirviendo.

10. Ensalada de remolacha fresca y bacalao cocido a la sartén.

Ingredientes

- Dos libras de bacalao fileteado fresco
- Dos onzas y media de alcaparras
- Una cucharada y media de mantequilla o margarina
- Pimienta de maíz con sal
- Remolachas en dados hervidas

Instrucciones

- Agregue pimienta y sal al pescado que planea cocinar al nivel de su gusto.
- Poner el pescado en una sartén a fuego medio durante 3 minutos, por un lado, darle la vuelta y freírlo otros 3 minutos por el otro lado.
- En un plato, junte los cubos de remolacha de la alcaparra, el jugo de limón, el eneldo y más sal y pimienta.
- Mézclalo todo.

- En una olla, ponga a hervir su brócoli de coliflor y zanahorias en agua que esté programada para aproximadamente 5 minutos.

- Consiga una cacerola que tenga un fondo grueso y caliéntela a fuego medio.

- A continuación, coloque la mantequilla cortada en cubos, luego bata la mantequilla hasta que alcance el color dorado en la sartén que ha calentado.

- Apague el fuego de la mantequilla.

- Ponga la tarjeta en un plato con las verduras que hirvió y vierta la mantequilla sobre ellas. Además, pon las remolachas al lado.

11. Sabroso bocadillo casero de mezcla de frutos secos

En general, una mezcla de frutos secos tiende a incluir muchos ingredientes de cintas con alto contenido de carbohidratos. Sin embargo, usted puede hacer una mezcla de frutos secos baja en carbohidratos, y esta receta le mostrará una manera fácil de hacer una deliciosa mezcla con la que usted puede estar satisfecho.

Reúna los siguientes ingredientes y las instrucciones que se incluyen

- Una taza y media de nueces
- Una taza y media de nueces cortadas en trozos finos
- Ase una taza de semillas de calabaza
- Una taza de copos de coco sin azúcar
- Agite en una bolsita y separe en porciones individuales

12. Tazón de cerdo y vegetales asiáticos

Este exótico plato oriental le deleitará y le seducirá con su variedad de sabores deliciosos. Siempre puede sustituir algunas de las verduras por otras que prefiera.

Ingredientes

- Tres cebollas verdes frescas
- Un cuarto de onza de cilantro
- Un diente de ajo fresco.
- Un cuarto de onza de jengibre
- Medio pimiento serrano
- Tres onzas de hongos marrones frescos o enlatados
- 4 onzas de repollo bok choy
- Un tomate de jardín fresco o una lata pequeña de tomates
- Una sola pastilla de caldo de pollo deshidratado
- Una cucharada de tamarindo
- Una cucharada de aceite de oliva virgen extra.
- 9 onzas de lomo de cerdo, solomillo

Instrucciones

- Comience cortando la cebolla verde fresca en trozos pequeños.
- Arranque los tallos de sus hongos frescos.
- En trozos de un cuarto de pulgada, corte en dados sus hongos marrones, luego busque su cilantro y córtelo en trozos pequeños de su preferencia.
- Querrás sacar tu jengibre a continuación y cortarlo muy fino.
- Tome los hongos y córtelos en trozos finos como el jengibre, reserve ambos en un área separada.
- Continúe removiendo todas las semillas de su pimiento serrano y luego tírelo a la basura.
- Córtelo en un grado muy fino y colóquelo a un lado con sus otros ingredientes listos para usar y corte el extremo de su bok choy y córtelo en rodajas finas.
- Corte su tomate por la mitad, luego corte esas mitades en tercios y colóquelas a un lado.

- Después de tomar una toalla de papel para secar el lomo de cerdo, asegúrese de cortarlo en trozos de un cuarto de pulgada.

- Caliente una sartén mediana con una cucharada de aceite de oliva virgen extra.

- Cuando la sartén se haya calentado, coloque el lomo en la sartén y deje cocinar de dos minutos y medio a tres minutos hasta que se dore crujiente y esté completamente cocido por ambos lados.

- Retire cuando esté listo y coloque el lomo a un lado.

- Cómprese otra olla y ponla a hervir con el caldo de pollo, la salsa de tamarindo y dos tazas de agua lista para cocinar a fuego alto.

- Añada los hongos, el serrano, el ajo y el jengibre,

- y el repollo bok choy de su bebé y cocine todo esto a fuego medio a medio alto hasta que los hongos estén blandos durante cuatro a seis minutos.

- Tome su carne de cerdo, tomate y cebollas verdes, luego agregue el cilantro y caliente por un minuto.

- Ahora puede apagar el fuego y servir la comida a sus invitados o a usted mismo.

13. Hamburguesas con salsa de tomate y una guarnición de repollo frito

Ingredientes

- Dos libras de carne molida

- Un solo huevo

- Dos onzas de queso feta que ya están desmenuzadas.

- Dos onzas y media de perejil que es preferiblemente de un jardín fresco o fresco de la tienda

- Dos cucharadas de mantequilla o margarina

- Una cucharada de aceite de oliva virgen extra

Los ingredientes de la col frita

- Una libra y media de repollo verde que se desmenuza finamente en trozos más pequeños

- Cinco onzas de mantequilla

- Sal y pimienta a su gusto

Instrucciones

- Tome todos sus ingredientes para sus hamburguesas y agregue la hamburguesa a un tazón grande.

- Use una cuchara de madera grande y mézclalos todos juntos.

- Use tus manos para hacer ocho hamburguesas.

- Tome una sartén y añadir mantequilla y aceite de oliva virgen extra.

- Ponga la sartén a fuego medio durante diez minutos o hasta que las hamburguesas estén bien doradas,

- Cocine ambos lados uniformemente.

- Mezcle la pasta de tomate y la crema en un tazón.

- Combine esta mezcla con la sartén cuando las hamburguesas estén casi listas.

- Deje que la mezcla en la sartén y deje que se cocine a fuego lento, luego agregue los niveles deseados de sal y pimienta.

- Agregue perejil encima de la comida antes de servir.

- Usando un procesador de alimentos o un cuchillo afilado, asegúrese de que su col esté desmenuzada.

- Agregue mantequilla o margarina a una sartén.

- Para la porción de repollo, cocine el repollo a fuego medio a medio-alto durante unos dieciséis minutos hasta que su repollo tenga un bonito color marrón dorado en los bordes.

- Mezcle y añada mantequilla o margarina a la col.

- Deje que la sartén hierva a fuego lento por unos minutos, luego sirva su col con hamburguesas.

14. Ensalada de atún envuelto en lechuga

Un hecho impresionante sobre el atún enlatado es que contiene absolutamente cero carbohidratos y cerca de 20 gramos de proteína. Es extremadamente saludable comer atún varias veces a la semana, pero no se exceda porque el pescado contiene mercurio.

Ingredientes

- Tres onzas de una lata de atún

- Un cuarto de taza de mayonesa

- Un cuarto de taza de apio cortado en cubitos

- Agregue sal y pimienta a su preferencia, ya sea usando una cantidad pequeña o una cantidad más grande, espolvoréela de la manera que desee.

• Un trozo más grande de hoja de lechuga de mantequilla

Instrucciones

- Mezcle los ingredientes en un bol junto a la hoja de lechuga.

- Tome la hoja de lechuga y desenróllala y coloca la ensalada de atún mezclada que hiciste en el envoltorio.

- Distribuya la mezcla uniformemente y envuélvala firmemente usando la hoja de lechuga como envoltorio.

15. Ensalada césar especial Keto

Ingredientes

- Dos cuartos de libra de pechuga de pollo

- Una cucharada de aceite de oliva virgen extra

- Sal y pimienta a su gusto

- Dos y media onzas de tocino

- Siete onzas de lechuga romana

- La cantidad deseada de aderezo de queso parmesano

recién rallado

- Media taza de mayonesa

- Una cucharada de mostaza

- La mitad de un jugo de limón o de limón

- Dos cucharadas de anchoas fileteadas cortadas

- Dos dientes de ajo cortados finamente

- Un chorrito de cada uno de sal y pimienta

Instrucciones

- Ponga la temperatura de su horno a 375° Fahrenheit y

precaliéntelo hasta que alcance su temperatura.

- Revuelva todos los ingredientes para el aderezo. Esta es la sal y la pimienta a su gusto.

- Dos y media onzas de tocino

- Siete onzas de lechuga romana

- La cantidad deseada de aderezo de queso parmesano recién rallado

- Media taza de mayonesa

- Una cucharada de mostaza

- La mitad de un jugo de limón o de limón

- Tome la pechuga de pollo y colóquela en un molde para hornear que haya engrasado.

- Espolvoree el pollo con sal y pimienta.

- Completar con aceite de oliva virgen extra

- Cocine el pollo a fondo durante unos veinte minutos hasta que esté tierno.

- Cocine el tocino hasta que esté bien crujiente,

- Coloque la lechuga picada en un plato junto con el pollo cortado y coloque el tocino desmenuzado encima.

- Disfruta de tu fiesta con el aderezo que has preparado.

16.Salchicha asada

Ingredientes

- Doce hamburguesas de salchicha italiana

- Una berenjena

- Un pimiento rojo

- Un pimiento amarillo

- Una cucharada de aceite de oliva virgen extra

- Una cucharada de tomillo seco

- Una cucharada de romero también seco

- Una pizca de sal

Instrucciones

- Prepare su horno para cocinar a 400 grados Fahrenheit.

 - Corta tus hamburguesas de salchicha dos o tres veces.

- Prepare la salchicha poniendo una hoja de cocine con aceite.

- Corte su calabacín en tamaños que puedan caber en su boca.

- Pele la berenjena y los pimientos y córtelos en rodajas más grandes.

- Ponga todo lo que ha hecho hasta ahora en una bandeja para hornear y ponga sal y pimienta encima y luego vierta el aceite sobre la bandeja.

- Hornee sus salchichas y verduras durante unos 35 a 40 minutos.

- Cuando termine, sirva la comida.

17.Costillas de cerdo a fuego lento

Esta es una receta muy fácil de preparar que requiere sólo dos ingredientes.

Ingredientes

- Cuatro libras de chuletas de cerdo
- Un tercio de taza de salsa pesto, opcionalmente puede agregar sal y pimienta también

Instrucciones

- Saque su olla de cocción lenta alrededor de la hora en que generalmente almuerza y prepare sus costillas de repuesto para ponerlas en la olla con salsa de pesto.
- Cocine en el ajuste más alto durante cinco o seis horas.
- Puede añadir sal y pimienta si lo prefiere.

18.Camarones con langostinos

Ingredientes

- Dos cucharadas de aceite de oliva de semilla de uva

- Dos cucharadas de condimento cajún comprado en la tienda

- Una libra de camarones frescos o congelados con cáscara definida

- Dos calabacines redondos

- Dos cucharadas de perejil picado

- Una cucharada de queso parmesano rallado

Direcciones

- Combine su aceite de oliva de semilla de uva con su condimento cajún en una sartén para freír.

- Agarre los camarones y ponlos en tu mezcla.

- Cocine los camarones a fuego medio a medio-alto.

- Caliente durante unos tres minutos de cada lado hasta que ambos lados estén rosados. Agregue otra cucharada de aceite de oliva de semilla de uva y una cucharada de condimento cajún a su sartén vacía en la que hizo los camarones.

- Agregue el calabacín a la mezcla que hizo, luego vuelva a poner los camarones en la sartén y cocine por dos minutos.

- El parmesano hace una gran guarnición con el perejil.

- Si lo prefiere, también puede cocinar un poco de arroz como guarnición, pero esto añadirá más carbohidratos.

19. Cena de Chuletas de Cerdo

Ingredientes

- Seis chuletas de lomo de cerdo doradas

- Una lata de salsa de tomate de su agrado

- Una cucharada de aceite de oliva

- Una cucharada de azúcar morena

- Una cebolla verde grande

- Dos cucharadas de salsa Worcestershire

- Un pimiento verde mediano picado

- Una cucharada y media de vinagre de la variedad de sidra

- Una lata de cuatro onzas escurrida puede contener tallos de hongos

- Media cucharadita de sal

- Arroz sin cocer

Instrucciones

- Coloque las chuletas de cerdo doradas en aceite y escúrralas, y póngalas en una olla de cocción lenta.

- Mezcle la cebolla con los pimientos verdes y los hongos.

- En un tazón, junte la salsa de tomate, el azúcar moreno, la salsa Worcestershire, el vinagre y la sal.
- Vierta todo esto sobre las chuletas de cerdo y deje cocinar en la olla de cocción lenta.
- Cocine su arroz en el método deseado y agregue los otros elementos en él.

20. Albóndigas de parmesano bajas en carbohidratos

Ingredientes

- Una libra de carne molida

- Una taza de queso parmesano rallado

- Un tercio de taza de perejil

- Un huevo

- Dos dientes de ajo picados

- Una cucharada de pimiento rojo triturado

- Una cucharada de condimento italiano

- Sal y pimienta a su gusto

- Un frasco de 24 onzas de su marca favorita de salsa marinara

Direcciones

- Primero caliente su horno a 350 grados Fahrenheit

- Coloque papel de pergamino junto con una bandeja para hornear.

- Ponga su carne de res molida, queso parmesano, pimiento rojo triturado, condimentos italianos, ajo, huevo, perejil, sal y pimienta en un recipiente que haya revuelto bien.

- Esculpa tu mezcla de carne de res en bolitas de medio tamaño, alinéalas junto con las bandejas para hornear.

- Hornee las albóndigas en el horno hasta que estén bien cocidas y dórelas durante unos veinte minutos.

- Agregue su selección de salsa marinara.

21. Cena de tacos en la sartén

Ingredientes

- Una libra de carne molida como carne de hamburguesa
- Un paquete de condimentos para tacos
- Dos tazas y media de agua
- Siete onzas de codos de macarrones u otras formas pequeñas que disfrute de la pasta Cuatro onzas de queso cheddar que se rallan.
- Dos cebollas verdes cortadas en trozos
- Media taza de crema agria regular
- Un tomate picado de tamaño medio

Direcciones

- En una sartén grande, dore la carne a fuego medio-alto hasta que esté bien cocida.
- Recuerde remover a menudo y escurrir la carne cuando sea necesario.
- Mezcle en su mezcla de macarrones para tacos y agua.

- Reduzca el fuego a fuego medio-bajo después de que empiece a hervir, luego cúbralo durante unos diez minutos, pero destape aquí y allá para mezclar.

- Vierta las cebollas y el queso rallado, luego coloque la crema agria y los tomates cortados por encima y disfrute.

22.Cremoso pollo toscano

Ingredientes

- Dos libras de pollo en rodajas finas sin huesos.

- Dos cucharadas de aceite de oliva extra virgen

- Una taza de crema espesa

- Media taza de caldo de pollo

- Una cucharadita de ajo en polvo

- Una cucharadita de condimento de la variedad italiana

- Una taza de queso parmesano

- Una taza de espinacas picadas

- Media taza de tomates secados al sol

Direcciones

- Agregue aceite de oliva virgen extra a una sartén y cocine el pollo a fuego medio a medio-alto por aproximadamente tres a cinco minutos hasta que ambos lados del pollo estén dorados uniformemente.

- Tome el pollo ya cocido y póngalo a un lado para su uso posterior.

- Agregue el caldo de pollo, la crema espesa, el ajo en polvo, los condimentos italianos y el queso parmesano en un tazón y revuelva, usando un ajuste medio hasta que la combinación haya espesado.

- Agregue el tomate amigo del sol y las espinacas, luego deje hervir a fuego lento hasta que las espinacas estén cocidas.

- Agregue el pollo a su sartén, luego sirva si su dieta lo permite, agregue arroz integral y disfrute de la comida.

23.Crimini y col rizada frita

Ingredientes

- Una cucharada de ghee
- Dos dientes de ajo picados
- Ocho onzas de champiñones crimini cortados en trocitos
- Dos tazas de col rizada despalillada
- Diez huevos grandes, si puedes permitírtelo, usa orgánicos.
- Tres cuartos de taza de dos por ciento de leche
- Un cuarto de taza de queso cheddar rallado finamente
- Un cuarto de cucharadita de sal regular pero preferiblemente de sal marina
- Un cuarto de cucharadita de pimienta negra regular

Instrucciones

- prepare su horno precalentándolo a 350 grados Fahrenheit.

- Agarra el ghee de los ingredientes y calienta a fuego medio a medio-alto en una sartén más grande.
- Cocine el ajo a un buen nivel de salteado durante dos minutos.
- Agregue los hongos y saltee por cinco minutos más.
- Añade la col rizada y los champiñones crimini y freír durante otros cinco minutos hasta que la col rizada esté cocida.
- Agregue los hongos y la col rizada a una bandeja para tartas.
- Añade el queso por encima.
- Mezcle y revuelva rápido o bata los huevos y la leche en un tazón.
- Vierte la mezcla en el molde para tartas.
- Hornee el molde de la tarta en el horno durante unos coquetos cinco a cincuenta y cinco minutos.
- Sirva mientras aún esté caliente y disfrute.

24. Pastel de zanahoria bajo en carbohidratos

Un pastel puede seguir siendo parte de una dieta cetogénica cuando se prepara adecuadamente. Echa un vistazo a esta receta para un excelente pastel que hará que sus papilas gustativas bailen.

Ingredientes

PASTEL:

- Una taza y media de harina de almendras
- Media taza de harina de coco
- Dos cucharaditas de bicarbonato de sodio regular
- Media cucharadita de polvo de hornear regular
- Una cucharadita y media de canela en polvo
- Media cucharadita de nuez moscada molida
- Un cuarto de cucharadita de jengibre
- Una taza de aceite de coco
- Cuatro huevos
- Dos cucharaditas de vainilla extraída

- ¾ taza de sustituto de bajo contenido de azúcar en carbohidratos
- Una taza y media de calabacín rallado empacado
- Una taza de zanahorias ralladas sueltas
- Media taza de nueces que son totalmente opcionales

ENGELADO:

- Dieciséis onzas de queso crema natural
- Media taza de mantequilla o margarina
- 2 tazas de edulcorante en polvo regular
- Dos cucharaditas de vainilla extraída
- Dos cucharadas de crema batida de base pesada

Instrucciones para llegar a CAKE

- Ponga el horno a 350 grados Fahrenheit.
- Coloque papel de pergamino en la parte inferior de dos o nueve moldes para tortas cada uno.
- Mezcle la harina de almendras, la harina de coco, el polvo de hornear, el bicarbonato de sodio, la canela, la nuez moscada y el jengibre en un tazón. Poner completamente a un lado

- En otro recipiente aparte, mezcle el aceite de coco, los cuatro huevos y el extracto de vainilla.
- Agregue el calabacín, las zanahorias y el edulcorante bajo en carbohidratos.
- Añada la mezcla de harina y revuelva hasta que esté bien mezclada.
- Si usa nueces, revuélvalas también.
- Reparta la masa uniformemente entre los dos moldes. Alise las tapas uniformemente.
- Hornee de veinticinco a treinta minutos hasta que esté marrón claro por encima y el pastel se sienta firme cuando lo toque.
- Saque del horno y enfriar.

ENGELADO:

- Junte el queso crema y la mantequilla o la margarina usando una batidora o batidora
- Agregue el edulcorante en polvo y revuelva hasta que esté bien suave.
- Revuelva el extracto de vainilla y la crema para batir hasta que esté esponjosa y blanca.

- Agregue el glaseado encima de la torta una vez que se haya enfriado lo suficiente como para que se escarchen.

25. Magdalenas con glaseado de Nutella bajas en carbohidratos

Ingredientes para el pastel

- Un cuarto de taza de harina de coco
- Un cuarto de taza de cacao en polvo sin azúcar
- 1 taza de edulcorante para hornear de su elección
- Cuarto de cucharadita de canela
- Una cucharada de bicarbonato de sodio regular
- 1 cucharadita de polvo de hornear regular
- Un octavo de cucharadita de sal
- Dos cucharadas de aceite de coco licuado
- Dos huevos grandes ligeramente batidos
- Media cucharadita de extracto de vainilla
- Una taza de calabacín finamente rallado

ENGELADO:

- Media taza de mantequilla que ha dejado ablandar
- Una onza de queso crema también a temperatura ambiente ablandado
- Una taza de edulcorante en polvo de confiteros

- Un cuarto de taza de crema de chocolate con avellanas o Nutella
- Dos cucharadas de crema espesa
- Una cucharadita de vainilla extraída
- Sal al gusto

Instrucciones

PASTEL:

- Mezcle en un tazón bicarbonato de soda, harina de coco, 70 por ciento de cacao, su elección de edulcorante, canela, sal y levadura en polvo.
- Agregue el aceite de coco, los huevos y la vainilla extraída hasta que esté bien mezclada. Añada el calabacín rallado.
- Divida la masa entre 8 moldes de magdalenas engrasados.
- Cocine a 350 grados durante veinticinco a treinta minutos.

ENGELADO:

- Revuelva la mantequilla y el queso crema con una batidora hasta que estén cremosos y suaves.

- Bate lentamente el edulcorante en polvo hasta que esté bien mezclado.

- Combine la crema de chocolate con avellanas y mezcle.

- Agregue la crema espesa, el extracto de vainilla y la sal y mezcle hasta que quede esponjosa.

- Agregue el glaseado encima de las magdalenas.

26. Quiche de tocino y queso cheddar con corteza de coliflor

Ingredientes

LA CONFIANZA:

- Una cabeza de coliflor
- Un cuarto de taza de queso mozzarella regular rallado
- Un cuarto de taza de queso parmesano rallado
- Un huevo
- Cuarto de cucharadita de sal
- Cuarto de cucharadita de ajo en polvo

LLENADO:

- Ocho rebanadas de tocino cocidas y cortadas finamente
- Cuatro onzas de queso cheddar rallado
- Un cuarto de taza de queso parmesano
- Media taza de crema espesa regular
- Media taza de agua de grifo regular
- Seis huevos
- Un cuarto de cucharadita de sal de mesa.

Instrucciones

LA CONFIANZA:

- Ralle la coliflor en un procesador de alimentos.
- Ponga en un plato cubierto para microondas y cocine por cinco o seis minutos.
- Deje enfriar esto sin tapa durante doce minutos.
- Ponga su coliflor ya cocida en una estopilla y exprima toda el agua que pueda.
- Agregue la coliflor seca en un recipiente con queso mozzarella, queso parmesano, huevo, sal y ajo en polvo. Mézclalo todo.
- Coloque la mezcla de la corteza en el fondo de un molde para tartas.
- Hornear a 425° FAHRENHEIT durante unos catorce a diecinueve minutos.
- Saque y reserve sobre una superficie que no se derrita.

LLENADO

- Vierta tocino, queso parmesano, queso cheddar en la corteza.

- En un recipiente de tamaño regular, mezcle la crema, el agua, los huevos y la sal.

- Cocine en el horno a 350°F durante aproximadamente cuarenta a cuarenta y cinco minutos o hasta que el relleno esté listo.

- Saque y deje enfriar un poco antes de servir.

27.Salteado de pollo y camarones

Ingredientes

- Dos cucharadas de aceite de coco

- Una cebolla verde finamente cortada

- Cuatro dientes de ajo picados

- Tres cucharadas de jengibre picado

- Una libra de brócoli fresco picado en ramilletes o ramilletes congelados

- Una libra de pollo deshuesado y sin piel que esté cortado en cubos.

- Un cuarto de taza de aminoácidos de coco

- 11 gotas de Stevia líquida

- Una libra de camarones con colas congeladas o frescas, peladas.

- Un cuarto de cucharadita de sal marina o sal común si no está disponible.

Instrucciones

- En una sartén grande, derrita el aceite de coco a fuego medio-alto.

- Cocine las cebollas que agregue a la sartén hasta que se doren.

  color translúcido.

- Agregue el ajo y el jengibre y sofría hasta que estén cocidos.

- Vierta el brócoli y fría durante unos diez u once minutos más.

- Agregue los aminoácidos de coco y la Stevia.

- Luego, agregue el pollo, los camarones y la sal.

- Cocine hasta que los camarones estén bien cocidos.

- Sirva caliente sobre arroz de coliflor.

28. BBQ coreano con Costillas de cocción lenta

Ingredientes

- Dos libras de costillas de cerdo
- Una taza y media de salsa BBQ
- Seis onzas de zanahorias bebé cortadas por la mitad
- Cuatro cebollas hirviendo peladas
- Cinco dientes de ajo pelados

INSTRUCCIONES

- Coloque las verduras en la parte inferior de una olla de cocción lenta y añade las costillas en la parte superior.
- Cubre con la salsa BBQ y cocínelo a fuego alto durante cinco o seis horas.
- Ponga sal a su gusto, sirve caliente y disfrute

29. Ensalada de pollo BLT

Ingredientes

- Media taza de mayonesa regular o baja en grasa

- Tres cucharadas de salsa barbacoa

- Dos cucharadas de cebolla finamente picada

- Una cucharada de jugo de limón fresco exprimido o de limón

- Una cucharadita de pimienta negra

- Ocho tazas de verduras de ensalada cortadas

- Dos tomates picados

- Una libra y media sin piel y sin huesos de pechugas de pollo, cocidas y cortadas en cubos

- Once trozos de tocino cocidos y desmenuzados

- Dos huevos hervidos y cortados en rodajas.

Instrucciones

- En un recipiente, combine los primeros cinco ingredientes y mézclelos bien.

- Cúbralas y refrigérelas hasta que estén listas para servir toda la comida.

- Ponga las verduras de la ensalada en un tazón.

- Agregue los tomates, el pollo y el tocino

- Añada los huevos cocidos.

- Tire el vendaje.

- Sirve y disfrute

30.Salmón asado a la sartén con tomate cherry

Ingredientes.

- Dos tazas de tomates cherry, cortados por la mitad
- Una cucharada de aceite de oliva regular
- Cuarto de cucharadita de sal kosher o sal común
- Cuarto de cucharadita de pimienta negra molida

Salmón

- Cuatro filetes de salmón
- Media cucharadita de sal regular o kosher
- Cuarto de cucharadita de pimienta negra
- Una cucharada de aceite de oliva
- Dos dientes de ajo, picados
- Tres cuartos de taza más bajo si es posible de caldo de pollo de sodio

Direcciones

- Caliente el horno a 425 grados Fahrenheit.

  Ponga los tomates en una bandeja para hornear.

- Cúbrelo con papel de aluminio y ponga sal y pimienta encima.
- Revuelva para abrigar.
- Cocine hasta que los tomates estén blandos durante nueve a doce minutos, asegurándose de revolver.
- Mientras tanto, cubre los filetes con sal y pimienta.
- En una sartén grande, caliente el aceite a fuego medio-alto.
- Agregue los filetes y cocine de tres a cuatro minutos por cada lado.
- Retire de la sartén.
- Agregue el ajo a la sartén, cocine y revuelva por aproximadamente un minuto.
- Agregue el caldo, revolviendo para aflojar los trozos dorados de la sartén.
- Deje hervir y cocine hasta que el líquido se haya escurrido a la mitad durante uno o dos minutos.
- Agregue los tomates asados y devuelva el salmón a la sartén.
- Hornee hasta que el pescado comience a escamarse con un tenedor, de cuatro a siete minutos.

- Cuatro rebanadas de panceta
- Una cucharada de aceite de oliva regular
- Un chalote finamente picado
- Tres cuartos de taza de hongos picados o enlatados
- Cuarto de cucharadita de sal
- Cuarto de cucharadita de pimienta
- Cuatro mitades de pollo deshuesadas y sin piel
- Media taza de pesto prefabricado

Direcciones

- Ajuste el horno a 350 grados Fahrenheit
- En una sartén, cocine la panceta a fuego medio hasta que esté parcialmente cocida pero no crujiente, luego escúrrala en toallas de papel normales.
- En la misma sartén, caliente el aceite a temperatura media-alta.
- Agregue el chalote, revuelva hasta que se dore ligeramente de uno a tres minutos.
- Agregue los hongos y revuelva
- Cocínelos hasta que estén tiernos durante unos dos minutos.

- Añada un octavo de cucharadita de sal y un octavo de pimienta.

- Triture las pechugas de pollo con un mazo hecho para aplastar la carne hasta que tenga un grosor de un cuarto de pulgada.

- Unta cada uno con dos cucharadas de pesto; cubra con una rebanada de panceta y una cuarta parte de la mezcla de hongos.

- Doble el pollo por la mitad y manténgalo en su lugar con palillos de dientes.

- Añada el otro $\frac{1}{8}$ sal y pimienta restante.

- Transfiera a una bandeja para hornear engrasada y cocine hasta que un termómetro indique que está a 165 grados Fahrenheit, por lo general durante treinta a treinta y cinco minutos.

- Deshágase de los palillos de dientes y sírvelo.

31.Solomillo de Cajún con champiñones

Ingredientes

- Un cuarto de libra de filete de solomillo de ternera

- Dos cucharadas de condimento cajún básico

- Dos cucharadas de aceite de oliva extra virgen

- Media libra de champiñones frescos cortados en rodajas o enlatados si no están disponibles

- Un puerro mediano (porción blanca solamente), y cortado por la mitad

- Una cucharada de mantequilla o margarina

- Una cucharadita de ajo picado

- Una taza y media de vino tinto seco

- Un cuarto de cucharadita de pimienta

- Un octavo de cucharadita de sal

Direcciones

- Ponga el condimento Cajún en el bistec y deje reposar por siete minutos.

- En una sartén, cocine el bistec en aceite extra virgen a fuego medio-alto de siete a diez minutos por cada lado.

- Retire y mantenga caliente.

- En la misma sartén, saltee los hongos y vierta la mantequilla o margarina hasta que estén tiernos.

- Agregue el ajo y cocine de uno a dos minutos más.

- Agregue el vino, la pimienta y la sal, revolviendo.

- Deje hervir y luego cocine hasta que el líquido haya caído a la mitad.

- Corte el bistec en rodajas y sírvalo con salsa de champiñones a su gusto.

32.Pastel de carne de pavo mexicano

Ingredientes

- Dos trozos de pan blanco cortado en pequeños trozos
- Un tercio de taza de uno por ciento o leche descremada
- Una libra de pavo magro que esté molido
- Media libra de chorizo
- Un pimiento rojo dulce finamente picado
- Una cebolla cortada
- Pimiento solo de la variedad jalapeño
- Dos huevos batidos
- Dos cucharadas de cilantro
- Dos dientes de ajo picados
- Dos cucharaditas de chile picante en polvo
- Una cucharadita de sal
- Una cucharadita de comino molido
- Media cucharadita de orégano
- Media cucharadita de pimienta
- Un cuarto de cucharadita de especias de pimienta de cayena

- Dos tercios de las tazas de salsa de su elección
- Más cilantro picado
- Arroz cocido caliente de la variedad española

Direcciones

- Ponga el pan y la leche en un bol y deje que se asiente.
- Combine sus 14 ingredientes adicionales y un tercio de taza de salsa, mezcle bien.
- Utilizando papel de aluminio, moldear la mezcla de carne en una forma ovalada y alargada.
- Agarre el papel de aluminio y muévase a una olla ovalada de cocción lenta.
- A lo largo de los lados de la olla de cocción lenta, presione los bordes de la lámina.
- Cocine mientras esté completamente cubierto hasta que se incluya a fuego lento hasta que esté a 165 grados.
- Agarre los bordes de la lámina y levante.
- Vierta la grasa en la olla antes de llevar el pastel de carne a una fuente.

- Ponga el resto de la salsa y el cilantro encima.

- Espere diez minutos para que se enfríe antes de cortarlo en rodajas y servirlo.

33. Pot Roast y Frijoles Negros Asiáticos

Ingredientes

- Un asado de carne de res deshuesada de 4 libras

- Media cucharadita de sal de mesa

- Media cucharadita de pimienta negra

- Una cucharada de aceite de oliva regular

- Una cebolla, cortada en trozos de 1 pulgada

- Tres cuartos de taza de salsa de frijoles negros asiáticos

- Un cuarto de taza de caldo de res

- Media libra de champiñones frescos o enlatados en rodajas

- Ocho onzas de arvejas frescas, recortadas

- Una cucharada de maicena

- Una cucharada de agua fría

- Arroz integral cocido caliente

- Cuatro cebollas verdes rebanadas

Direcciones

- Salpimenté el asado con sal y pimienta

- En una sartén, caliente el aceite a fuego medio-alto.
- Dore de cuatro a cinco minutos por cada lado.
- Pase a una olla de cocción lenta. Añada la cebolla.
- Mezcle la salsa de frijoles negros y el caldo, luego vierta sobre el asado.
- Cocine, cubierto, a fuego lento durante unas cinco o seis horas.
- Después, agregue los hongos y los guisantes y continúe cocinando a fuego lento hasta que la carne esté tierna durante aproximadamente media hora.
- Retire el asado y las verduras a un plato para servir, pero manténgalas calientes.
- Mueva los jugos de cocción a una cacerola.
- Ponga a hervir los jugos de cocción.
- En un tazón, mezcle la maicena y el agua fría, luego revuelva en los jugos de cocción.
- Ponga a hervir, cocine y mezcle de uno a dos minutos o hasta que espese.
- Sirva asado con arroz cocido caliente y salsa.
- Espolvoree sobre las cebollas de verdeo, sal y pimienta negra.

34.Pollo y ajo con hierbas frescas

Ingredientes

- Seis muslos de pollo deshuesados y sin piel
- Media cucharadita de sal de mesa
- Cuarto de cucharadita de pimienta negra
- Una cucharada de aceite de oliva regular
- Diez dientes de ajo pelados y cortados a la mitad
- Dos cucharadas de brandy
- Una taza de caldo de pollo
- Una cucharadita de romero fresco picado
- Media cucharadita de tomillo fresco picado
- Una cucharada de cebollino fresco picado

Direcciones

- Espolvoree el pollo con sal y pimienta.
- En una olla de hierro fundido, caliente el aceite a temperatura media-alta.
- Dore el pollo completamente por ambos lados.
- Sácalo de la sartén.

- Retire la sartén del fuego y añada los dientes de ajo cortados a la mitad y el brandy.

- Caliente la llama, cocine y mezcle a temperatura media hasta que el líquido casi se evapore.

- Mezcle en el caldo, romero y tomillo.

- Añada de nuevo el pollo a la sartén.

- Lleve a ebullición, baje la temperatura, cocine a fuego lento, sin tapa, hasta que un termómetro indique 170 grados Fahrenheit,

- Espolvorear con cebollino.

35. Eglefino con tocino y tomate

Ingredientes

- Seis tiras de tocino picado

- Una cebolla mediana cortada en rodajas finas

- Un diente de ajo picado

- Una taza de pan rallado

- Dos tomates ciruelos picados

- Un cuarto de taza de perejil

- Dos cucharadas de aceite de oliva de primera calidad

- Una cucharada de mantequilla derretida

- Cinco filetes de eglefino (seis onzas cada uno)

- Dos cucharadas de jugo de limón recién exprimido

- Cuarto de cucharadita de sal

Direcciones

- En una sartén, cocine el tocino usando los ajustes medios, mayormente cocidos, pero no demasiado.

- crujiente.

- Mezcle el ajo y la cebolla hasta que adquieran un color marrón dorado, mezcle aquí y allá de diez a quince minutos.

- Retire del fuego y mezcle el pan rallado con el perejil y los tomates.

- Póngalo en algún lugar cercano.

- Ajuste el horno para que se cocine a 400 grados.

- Engrase un molde de hornear con aceite y mantequilla

- Ponga sus filetes en la sartén que está usando

- Exprima el zumo de limón y añada un chorrito de sal.

- Ponlo en la mezcla de pan rallado

- Cocine en el horno de diez a quince minutos.

36. Pollo enrollado Fortina

Ingredientes

- Cuatro onzas de queso crema

- Una taza de queso Fontina rallado

- Seis tiras de tocino cocidas y desmenuzadas

- Cuatro cebollas verdes picadas

- Un cuarto de taza de perejil italiano picado

- Un cuarto de taza de tomates secos en juliana, escurridos, cortados y secados con palmaditas.

- Media cucharadita de sal de mesa

- Cucharadita de pimienta negra de tres cuartos

- Un huevo

- Una taza y media de pan rallado de panko

- Una cucharadita de pimentón

- Cuatro mitades de seis onzas de pechuga de pollo deshuesada y sin piel

Direcciones

- Caliente el horno a 375 grados Fahrenheit

- En un tazón, revuelva los primeros seis ingredientes

- Agregue una cuarta cucharadita de sal y pimienta.

- En un tazón, bata el huevo, la sal y la pimienta.
- En otro recipiente poco profundo, coloque las migas de pan con pimentón.
- Triture cuidadosamente las pechugas de pollo con un mazo de carne hasta alcanzar un espesor de un cuarto de pulgada.
- Esparza la mezcla de queso sobre el pollo.
- Enrolle el pollo de un lado corto y asegúrelo con palillos de dientes.
- Sumerja la gallina en el huevo y luego cubra con las migas.
- Coloque en un molde forrado con papel de aluminio y con la costura hacia abajo.
- Vierta aceite sobre él.
- Hornee sin la tapa de media hora a treinta y cinco minutos o hasta que se doren.
- Deje reposar 5 minutos y deshágase de los palillos de dientes antes de servir.

37. Pavo con eneldo a la barbacoa

Ingredientes

- Una taza de yogur natural
- Media taza de jugo de limón
- Tercera taza de aceite de canola
- Media taza de perejil picado
- Media taza de cebollas verdes picadas
- Cuatro dientes de ajo picados
- Cuatro cucharadas de eneldo fresco picado
- Una cucharadita de romero seco y triturado
- Una cucharadita de sal
- Media cucharadita de pimienta
- Una pechuga de pavo (dos y media a tres libras)

Direcciones

- En un recipiente, junte los primeros diez ingredientes.
- Vierta la mitad en una bolsa de plástico grande con cierre y póngala en el pavo.
- Cierre la bolsa y agite vigorosamente para marinar.
- Cubra y refrigere durante toda la noche.

- Cubra y refrigere el yogur restante.

- Escurra y tire la marinada desde el pavo.

- Ase el pavo a la parrilla y cubierto, a fuego medio-alto, mientras que a menudo se rocía con la marinada reservada durante una hora.

- Sirve caliente con sal de mesa y pimienta negra

38.Pollo Alfredo con manzana a la plancha

Ingredientes

- Cuatro mitades de pechuga de pollo deshuesadas y sin piel de 6 oz.
- Cuatro cucharaditas de tu condimento favorito de pollo
- Una manzana Gala grande, cortada en trozos de media pulgada
- Una cucharada de jugo de limón
- Cuatro rebanadas finas de queso Provolone
- Media taza de salsa Alfredo tibia
- Un cuarto de taza de queso azul desmenuzado

Direcciones

- Ponga condimentos de pollo en ambos lados del pollo
- En un tazón, mezcle las rodajas de manzana con el jugo de limón.
- Humedezca una toalla de papel con aceite de canola.

- Usando pinzas, frote en la parrilla para cubrir ligeramente.

- Ase el pollo a la parrilla, con una tapa, a temperatura media durante cinco a ocho minutos de cada lado o hasta que un termómetro indique 165 grados Fahrenheit.

- Ase la manzana a la parrilla a fuego medio de dos a tres minutos por cada lado o hasta que esté dorada.

- Agregue el pollo con queso Provolone y cocine, tapado, uno o dos minutos más, o hasta que el queso se derrita.

- Sirve el pollo con salsa Alfredo, manzanas y añada el queso azul.

39.Vieiras con espinacas

Ingredientes

- Cuatro tiras de tocino picadas

- Doce vieiras con los músculos laterales arrancados

- Dos chalotes, finamente picados

- Media taza de vino blanco

- Ocho tazas de espinaca bebé

Instrucciones

- En una sartén grande, cocine el tocino a fuego medio hasta que esté crujiente y mezcle ocasionalmente.

- Retire con una cuchara ranurada y escurra en toallas de papel.

- Deseche los goteos, pero guarde dos cucharadas.

- Limpie la sartén.

- Seque las vieiras con toallas de papel.

- En la misma sartén, caliente una cucharada de goteo a fuego medio a alto y añada las vieiras y cocine hasta que estén doradas.

- Retire de la sartén y mantenga caliente.

- Use el resto de las gotas en la misma olla a fuego medio-alto.

- Agregue el chalote, cocine y revuelva hasta que esté tierno, de dos a tres minutos.

- Añada el vino y lleve a ebullición, revolviendo para aflojar los trozos dorados de la sartén.

- Agregue las espinacas, luego cocine y revuelva hasta que se marchiten, de uno a dos minutos.

- Agregue el tocino y sirva con las vieiras.

40.Pollo al horno con hongos

Ingredientes

- Cuatro mitades de pechuga de pollo deshuesadas y sin piel
- Cuarto de taza de harina básica
- Tres cucharadas de mantequilla o margarina divididas
- Una taza de champiñones frescos en rodajas o enlatados
- Media taza de caldo de pollo
- Un cuarto de cucharadita de sal de mesa o de mar
- Un octavo de cucharadita de pimienta negra
- Un tercio de taza de queso mozzarella parcialmente descremado rallado
- Un tercio de taza de queso parmesano rallado
- Un cuarto de taza de cebollas verdes rebanadas

Direcciones

- Asegúrese de que cada pechuga de pollo sea aplanada a un espesor de un cuarto de pulgada.
- Coloque la harina en un recipiente.

- Sumerja el pollo en harina para cubrir ambos lados; agite el exceso de harina.

- En una sartén, cocine el pollo en dos cucharadas de mantequilla o margarina por ambos lados.

- Pase a una bandeja para hornear engrasada.

- En la misma sartén, cocine los hongos en la mantequilla o margarina restante hasta que estén tiernos.

- Añada el caldo, la sal de mesa y la pimienta negra.

- Deje hervir y cocine hasta que el líquido baje a media taza, unos cinco minutos.

- Ponga la cuchara sobre el pollo.

- Hornee sin tapa, a 375 grados Fahrenheit hasta que el pollo esté listo.

- Espolvoree ligeramente con queso y cebollas verdes.

- Hornee hasta que el queso se derrita.

- Sirva y disfrútelo

41. Manzanas con Canela y salsa de vainilla Keto

No vas a creer que un postre bajo en carbohidratos pueda ser tan delicioso. Es verdaderamente un postre de ensueño.

Ingredientes

- Su Cantidad Deseada de Salsa de Vainilla
- Tres tazas de crema espesa batida
- Media cucharadita de vainilla extraída
- Dos cucharadas de mantequilla o margarina
- Una sola yema de un huevo

Ingredientes para manzanas con canela

- Tres cucharadas de margarina o mantequilla
- Tres manzanas
- Una cucharadita de canela finamente molida

Instrucciones

- Mezcle la margarina o la mantequilla y la vainilla en una sartén con un cuarto de la crema espesa batida.

- Hierva ligeramente a fuego medio en la cacerola.
- Después de que esté ligeramente cocida, póngalo a fuego lento y déjelo hervir a fuego lento durante cinco minutos.
- Asegúrese de que la está agitando constantemente.
- Apague el fuego y ponga la yema de huevo y mézclela rápido.
- Póngalo en la nevera y arrullo.

  - El resto de la crema batida espesa el bate en un bol hasta obtener una textura cremosa.
  - Use la salsa que hay en la nevera y dobla con la crema batida.
  - Luego lo vuelve a poner en el refrigerador por media hora.
  - Pele las manzanas y deshuéselas
  - Cortar las manzanas en rodajas finas
  - Consigue una sartén y fríe las manzanas hasta que estén doradas y de color marrón claro.
  - Añada canela
  - Con la receta de la salsa de vainilla que se da a continuación, sirva las manzanas mientras aún están calientes

- Si lo desea, puede preparar la crema hasta veinticuatro horas antes y conservarla en la nevera.

La salsa de vainilla

Ingredientes

- Use cuatro yemas de huevo ligeramente batidas
- Media taza de azúcar
- Dos tazas llenas de leche descremada
- Una cucharadita de extracto de vainilla
- Media taza de azúcar

Instrucciones

- Mezclar las cuatro yemas de huevo y el azúcar hasta que la yema de los huevos tenga un color amarillo claro.
- Hierve la leche en una cacerola y vierte sobre la mezcla que acabas de preparar en un chorro que sea delgado usando una batidora eléctrica o puedes batirla si no tienes una.

- Poner la mezcla combinada en una sartén y sin hervir, calentar hasta que se pueda cubrir con una cuchara en el lomo.

- Agregue el extracto de vainilla después de retirar la sartén de la estufa y mezcle todos los ingredientes.

- La salsa se puede usar caliente o fría, dependiendo de su preferencia. Retire la sartén del fuego y agregue el extracto de vainilla si lo está usando.

42. Waffles de plátano cetogénicos

Si te gustan tanto los plátanos como los gofres, entonces estás de suerte. Esta es una versión baja en carbohidratos sin lácteos que también es ideal para aquellos que tienen intolerancia a la lactosa.

Ingredientes

- Un solo plátano maduro
- Cinco huevos
- ¾ tazas de harina de almendras
- 3/4 taza de leche de coco
- Un total de una cucharada de polvo de hornear
- A Una cucharadita de vainilla extraída
- Aceite de coco
- Una cucharada de polvo de cáscara de psilio molido en polvo
- Una pizca de sal
- Una cucharadita de canela molida

Instrucciones

- Mezcle todos los ingredientes en un tazón y bata.
- A continuación, deje reposar la mezcla durante media hora.
- Use una sartén o, un dispositivo para hacer gofres, y use aceite de coco para cubrir el fondo.
- Use una gofrera en una sartén con aceite de coco y/o mantequilla.
- Sirva con crema de avellanas o crema de coco batida y algunas bayas frescas, o con mantequilla derretida.

43. Cuadrados de chocolate con cacahuetes bajos en carbohidratos

El chocolate y la mantequilla de cacahuete van juntos como los perros y un hueso para masticar.

Ingredientes

- Una pizca de sal
- Use 3.5 onzas de cacao que tenga un mínimo de 70 sólidos de cacao.
- Una cucharadita de regaliz molido
- 4 cucharadas de aceite de coco
- ¼ taza de mantequilla de maní cremosa
- ½ cucharada de vainilla extraída
- Una pizca de canela
- 1.5 onzas de avellanas o maní salado

Instrucciones

- Caliente hasta que se derrita, el aceite de coco y el chocolate en un horno de microondas.

- Coja un tazón de cristal y ponlo encima de una olla con agua hirviendo.

- Es esencial que el agua no toque el cuenco porque el chocolate se derretirá aún más debido al calor que sale del agua hirviendo.

- Antes de pasar al siguiente paso, deje a un lado el chocolate que ha derretido demasiado frío durante un rato antes de pasar a la siguiente instrucción.

- Excluyendo las nueces, coloque el resto de los ingredientes en un tazón y mézclelos en una textura mezclada.

- Vierta la masa que se ha mezclado en una fuente para hornear de menor tamaño engrasada y forrarla con papel de pergamino.

- La masa que se aparta antes, cuando finalmente está lista, se corta en cuadrados de no más de una pulgada de diámetro.

- Coloque las nueces picadas encima de la receta.

- Usted puede ponerlo en el congelador o en el refrigerador, dependiendo de su preferencia de cuánto tiempo usted quiere esperar para que se fije

completamente.

44. Sándwich sin pan bajo en carbohidratos para el desayuno

Este sándwich innovador bajo en carbohidratos y sin pan es absolutamente delicioso: contiene queso, huevos y jamón.

Ingredientes

- 2 cucharadas de margarina o mantequilla
- 4 huevos
- Salpicaduras de sal y pimienta
- Una sola onza de jamón y pastrami
- 2 onzas de queso Provolone o queso cheddar cortado en rebanadas gruesas
- 4 gotas de salsa Worcestershire

Instrucciones

- Coloque la mantequilla en una sartén más grande y póngala a fuego medio.
- Cocine los cinco huevos con cuidado por ambos lados.

- Agregue la cantidad deseada de pimienta y sal a su gusto.
- Como base de tu sándwich, va a querer usar el huevo.
- Añada el jamón y el pastrami después del huevo y coloque el queso. Añada otro huevo a la parte superior del sándwich.
- Manténgalo en la sartén a fuego más bajo para derretir el queso y la carne.
- Añada 4 gotas de salsa Worcestershire y coma o sirva inmediatamente.
- Si así lo desea, la mostaza francesa de Dijon va bien encima del sándwich. También puede optar por utilizar tocino en lugar de jamón si lo desea.

45. Queso Keto y Frittata de champiñones

Algunas personas llaman esta receta la tortilla al estilo italiano. Las Frittatas son fáciles de hacer y se pueden disfrutar a cualquier hora del día.

Ingredientes

- Obtenga una Frittata
- 1 libra de hongos frescos o enlatados
- Cinco onzas de margarina o mantequilla
- 8 cebollines
- Una cucharada de perejil
- ¾ cucharadita de pimienta negra
- 10 huevos
- Una cucharada de vinagre de vino blanco
- 10 onzas de queso rallado a su elección
- Una taza de mayonesa

- 5 onzas de lechuga o verduras de hojas verdes
- Aderezo de vinagreta

- 4 cucharadas de aceite de oliva
- ¾ cucharadita de sal

Instrucciones

- Prepárese para cocinar su comida poniendo los ajustes en 350 grados Fahrenheit hasta que alcance esa temperatura.
- Saque la vinagreta y póngala a un lado.
- corte los hongos frescos o abra una lata de hongos que ya están cortados en rodajas.
- Caliente los champiñones a fuego medio-alto con mantequilla hasta que estén dorados, pero no use toda la mantequilla todavía.
- Baje un poco la temperatura y use la mantequilla sobrante para más tarde.
- corte los cebollines y combínelos con los hongos ya fritos
- Mezclando el perejil y la sal y la pimienta en un recipiente separado, combine la mayonesa, el queso y los huevos.

- Engrase una fuente para hornear, combine las setas y los cebollines y vierta todo lo demás, incluido el queso, en la fuente para hornear y cocinar durante 35 a 40 minutos, dependiendo de cuándo se doren la Frittata y los huevos estén completamente cocidos.

- Cuando esté listo, déjelo enfriar por unos minutos y sírvalo con un lado de lechuga o verduras de hojas verdes y la vinagreta.

46. Plato de huevo y caballa

Una comida rápida y fácil que le mantendrá saciado durante horas. Apenas se necesita cocinar y perfecto para los días laborables o cuando no le apetezca estar ocupado en la cocina.

Ingredientes

- Cuatro huevos
- Dos cucharadas de mantequilla para freír
- Ocho onzas de caballa enlatada en salsa de tomate
- Dos onzas de lechuga
- Cebolla semicolorada
- Un cuarto de taza de aceite de oliva
- sal y pimienta

Instrucciones

- Cocine los huevos en mantequilla, con el lado soleado hacia arriba o sobre fácil.

- Ponga la lechuga, las rodajas finas de cebolla roja y la caballa en un plato junto con los huevos.

- Sazone con sal y pimienta para darle sabor.

- Rocíe aceite de oliva sobre la ensalada y sirva.

47. Panecillos con salsa gravy bajos en carbohidratos o ketogénicos

Los panecillos con salsa gravy son una comida reconfortante que le hace sentir lleno. Usted todavía puede tener algunos carbohidratos en una dieta baja en carbohidratos, como se mencionó anteriormente. Esta es una de las recetas que puede preparar sin preocuparse mientras está en su dieta.

Ingredientes

- 4 galletas
- 1 taza de harina de almendras
- ¼ cucharadita de sal común o sal marina
- Una sola cucharadita de polvo de hornear regular
- 4 claras de huevo
- 2 cucharadas de mantequilla fría
- Puede tomar una cucharadita de cualquier condimento que le guste o usar ajo en polvo.

- Una sola cucharadita de una lata de aceite de coco en aerosol
- Instrucciones de salsa a continuación
- 12 onzas de salchicha de cerdo
- 1 taza de queso crema de coco
- Una sola taza de caldo de pollo
- Pimienta y sal

Instrucciones

Las Galletas

- Ajuste su horno a 400 grados Fahrenheit. Coge una bandeja para galletas y rocíala con spray de coco hecho de aceite de coco.
- Bata las claras de huevo que tenga hasta que estén muy firmes y tengan una textura esponjosa.
- Consiga un tazón separado para combinar la harina de almendras y el polvo de hornear.
- A continuación, coloque mantequilla fría y añada el nivel de sal que prefiera. Es importante que la mantequilla esté muy fría, ya que de lo contrario las galletas no tendrán la textura correcta.

- A continuación, coloque la mezcla seca doblada en las claras de huevo.

- Coja una cuchara, tome la masa y coloque cada galleta individualmente en la bandeja en la que está cocinando.

- Ponga sus ingredientes en el horno por aproximadamente 11 a 15 minutos hasta que sea la textura que usted desea.

Haciendo la salsa

- Usando su salchicha de cerdo, cocínela en una sartén a fuego medio por aproximadamente 5 a 7 minutos a fuego alto mientras la revuelve constantemente.

- Asegúrese de agregar gradualmente el queso crema de coco y el caldo de pollo y cocine hasta que los ingredientes estén a punto de hervir a fuego lento y empiece a espesar.

- No se olvide de seguir removiendo tanto como sea posible hasta que tenga una textura cremosa.

- Cambie la temperatura a baja-media y deje que se cocine por dos minutos más mientras está revolviendo constantemente.

- Agregue sal y pimienta a su mezcla tanto como prefiera.

- Corte las galletas en dos trozos para cada una.

- Ponga las dos mitades de una galleta entera en un plato con aproximadamente un tercio de una taza de la salsa.

- Otra cosa que puede hacer si le gusta el queso es poner parmesano en la masa antes de que las galletas vayan al horno para obtener un sabor diferente.

48. Hachís de berenjena bajo en carbohidratos con huevos

si eres un fanático del hachís, entonces debes probar la versión baja en carbohidratos. Es súper simple de hacer, y a la mayoría de la gente le encanta esta variedad de desayuno baja en carbohidratos.

Ingredientes

- Coja una cebolla amarilla y córtela en dados lo más finos posible.
- 2 cucharadas de aceite de oliva
- Tres cuartos de libra de queso Halloumi cortado en cubos,
- Corte dos berenjenas
- Pimienta y sal
- Cuatro huevos
- Dos cucharadas de mantequilla

Instrucciones

- Comience la receta poniendo una sartén a fuego medio y fríe la cebolla hasta que esté blanda.

- A continuación, mezcle la berenjena y el queso Halloumi y en una sartén, cocine hasta que los ingredientes estén dorados.

- Agregue su pimienta y sal al nivel deseado.

- Puede cocinar los huevos como quieras. Asegúrese de que está usando una bandeja diferente.

- Si lo desea, puede agregar ingredientes adicionales de la salsa Worcester para añadir un poco más de sabor. Sin embargo, esta parte es opcional.

49. Frittata baja en carbohidratos decorada con espinacas

Este delicioso plato es increíblemente fácil de preparar. Salchichas, espinacas, huevos o tocino, y su selección de vegetales se juntan para crear un festín para su estómago.

Ingredientes

- Seis onzas de tocino picado
- Dos cucharadas de margarina o mantequilla
- 9 onzas de espinacas extremadamente frescas
- Ocho huevos
- Una sola taza de crema espesa batida
- Seis onzas de queso rallado de su elección
- Chorritos de pimienta y sal para añadir sabor

Instrucciones

- Comience por precalentar el horno a 350 grados.
- Rocíe o engrase un plato de cocina de 9x9

- Use una sartén para cocinar el tocino en mantequilla o margarina.

- Hágalo hasta que esté crujiente.

- Cuando esté listo, agregue las espinacas hasta que estén marchitas.

- Deje a un lado la sartén cuando esté lista después de sacarla de la parte superior del horno.

- Mezcle la crema batida y los huevos correctos y póngalos en el plato para hornear.

- Ponga las espinacas, el queso y el tocino en el nivel superior de la comida.

- Coloque la olla en la parte central del horno. Mueva las bandejas metálicas si es posible

- Cocine bien durante media hora o hasta que vea que el medio está cocido, colocando un palillo de dientes para que se lo diga, y el color de la parte superior es marrón dorado.

- Añada sal y pimienta a su gusto y sirva mientras esté caliente y disfrute.

50.Delicia de magdalena y huevo

Esta es una opción sencilla y que ahorra tiempo para una dieta baja en carbohidratos. Se puede recalentar con facilidad y es perfecta para llevar al trabajo o enviar los panecillos a la escuela para los niños.

Ingredientes

- Dos cebollines picados
- Seis onzas de salami o tocino, lo que prefiera
- Docena de huevos
- Una opción opcional es añadir dos cucharadas de pesto verde o rojo.
- Salpicaduras de sal y pimienta
- Siete onzas de su elección de queso finamente rallado.

Instrucciones

- Comience por poner el horno a cocinar a una temperatura de trescientos cincuenta grados Fahrenheit.

- Si tiene un molde para magdalenas, engráselo o use tazas para hornear si lo prefiere.

- Ponga sus cebollines en el fondo de la lata.

- Combine una docena de huevos con el pesto si decide agregar que

- Añada un chorrito de sal y pimienta, así como el queso y remover profundamente hasta que quede cremoso y sin grumos.

- Ponga la masa mezclada encima de los cebollines

- Dependiendo del tamaño de sus latas de panecillos, usted los horneará por aproximadamente quince a veinte minutos.

PALABRAS FINALES

¡Gracias de nuevo por comprar este libro!

Esperamos que este libro sea de su agrado.

El siguiente paso es que usted se una a nuestro boletín de noticias por correo electrónico para recibir actualizaciones sobre los próximos lanzamientos de libros o promociones. Puede inscribirse gratis y, como bono, también recibirá nuestro libro *"7 errores de fitness que no sabes que estás cometiendo"*. Este libro de bonificación descompone muchos de los errores más comunes de acondicionamiento físico y desmitifica muchas de las complejidades y la ciencia de ponerse en forma. Tener todo este conocimiento y ciencia sobre el acondicionamiento físico organizados en un libro paso a paso le ayudará a comenzar en la dirección correcta en su viaje de acondicionamiento físico. Para suscribirse a nuestro boletín electrónico gratuito y obtener su libro gratuito, por favor visite el enlace e inscríbase: www.effingopublishing.com/gift

Finalmente, si usted disfrutó de este libro, entonces nos

gustaría pedirle un favor, ¿sería tan amable de dejar una reseña para este libro? Se lo agradecería mucho. ¡Gracias y buena suerte en su viaje!

Sobre el Co-Autor

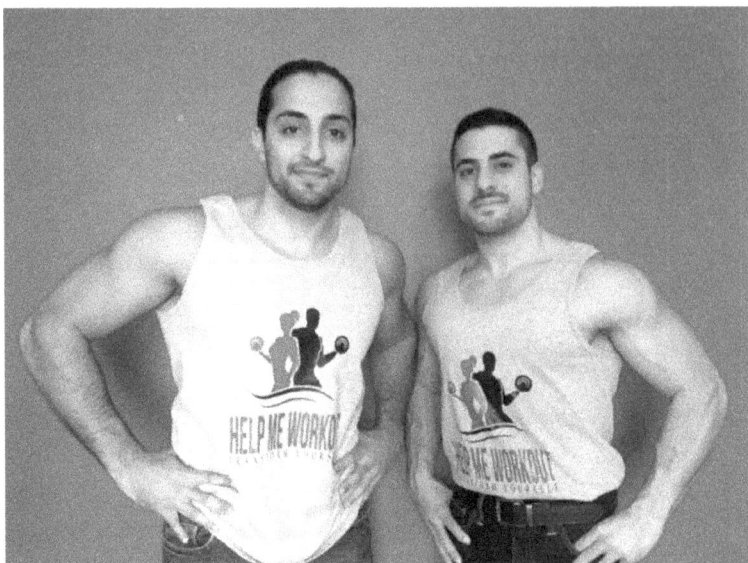

Nuestro nombre es Alex & George Kaplo; ambos somos entrenadores personales certificados de Montreal, Canadá. Empezaremos diciendo que no somos los chicos más grandes que pueda conocer y que esto nunca ha sido nuestra meta. De hecho, empezamos a trabajar para superar nuestra mayor inseguridad cuando éramos más jóvenes, que era nuestra confianza en nosotros mismos. Usted puede estar pasando por algunos desafíos en este momento, o simplemente quiere ponerse en forma, y sin duda nos podemos relacionar.

Para nosotros personalmente, siempre estuvimos interesados en el mundo de la salud y el acondicionamiento físico y queríamos ganar algo de músculo debido a las numerosas intimidaciones en nuestros años de adolescencia. Entonces, nos dimos cuenta que podemos cambiar nuestros cuerpos. Este fue el comienzo de nuestro viaje de transformación. No teníamos ni idea por dónde empezar, pero lo hicimos. A veces nos preocupaba y temíamos que otras personas se burlaran de nosotros por hacer los ejercicios de forma incorrecta. Siempre hemos deseado tener un amigo que nos guíe y que nos enseñe lo que tenemos que hacer.

Después de mucho trabajo, estudios e innumerables pruebas y errores, algunas personas empezaron a darse cuenta de que estábamos en mejor forma física y de que estábamos empezando a tener un gran interés por el tema. Esto llevó a muchos amigos y nuevas caras a venir a nosotros y pedirnos consejos de fitness. Al principio, parecía extraño cuando la gente nos pedía que les ayudáramos a ponerse en forma, pero lo que nos mantuvo en marcha es cuando esas mismas personas empezaron a ver cambios en sus propios cuerpos y nos dijeron que era la primera vez que veían resultados así. A partir de ahí, más gente vino a vernos y eso nos hizo darnos cuenta que después de haber leído y estudiado tanto leer y estudiar en este campo que nos ayudó, pero también nos permitió ayudar a otros. Hasta la fecha, hemos entrenado y entrenado a numerosos clientes que han logrado algunos resultados sorprendentes.

Hoy en día, ambos somos dueños y operamos este negocio editorial, donde traemos a autores apasionados y expertos para que escriban sobre temas relacionados con la salud y el acondicionamiento físico. También tenemos un negocio de fitness en línea y nos encantaría conectarnos con usted invitándole a visitar el sitio web en la página siguiente y suscribiéndose a nuestro boletín de noticias por correo electrónico (incluso recibirá un libro gratuito).

Por último, pero no menos importante, si estás en la posición en la que estuvimos una vez y quieres que te guíe, no lo dudes y pregunta.... ¡estarás ahí para ayudarte!

Tus entrenadores,

Alex y George Kaplo

Descargar otro libro gratis

Queremos agradecerte por comprar este libro y ofrecerte otro (tan largo y valioso como este), "Errores de Estado Físico y de Salud que no Sabes que Estás Cometiendo" completamente gratis.

Visite el siguiente enlace para inscribirse y recibirlo:

www.effingopublishing.com/gift

En este libro, analizaremos los errores más comunes de salud y acondicionamiento físico, que usted probablemente está cometiendo en este momento, y le revelaremos cómo puede ponerse fácilmente en la mejor forma de su vida.

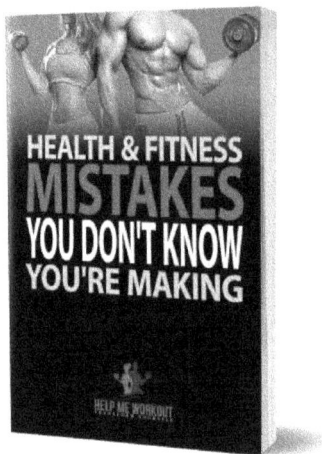

Además de este valioso regalo, usted también tendrá la oportunidad de recibir nuestros nuevos libros gratis, participar en sorteos y recibir otros valiosos correos electrónicos de nuestra parte. De nuevo, visita el enlace para registrarte: www.effingopublishing.com/gift

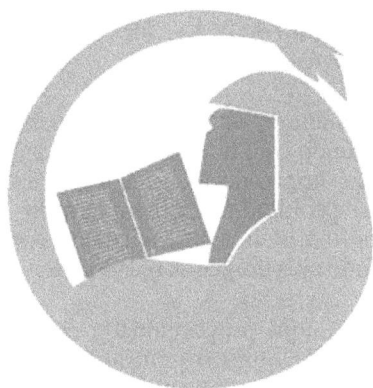

EFFINGO
Publishing

Para obtener más libros de gran visita :
EffingoPublishing.com

www.ingramcontent.com/pod-product-compliance
Lightning Source LLC
Chambersburg PA
CBHW060336030426
42336CB00011B/1370